Christo Foerster
Neo Nature

»Die Natur hat immer recht.«
Reinhold Messner

Christo Foerster

Neo Nature

Endlich gesünder und erfolgreicher leben

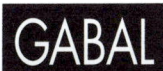

Bibliografische Information der Deutschen Nationalbibliothek

Die Deutsche Nationalbibliothek verzeichnet diese Publikation in
der Deutschen Nationalbibliografie; detaillierte bibliografische
Informationen sind im Internet unter http://dnb.d-nb.de abrufbar.

ISBN 978-3-86936-629-6

Lektorat: Christiane Martin, Köln I www.wortfuchs.de
Fotos: imagesbytakache / Shutterstock (Seite 43), Daniel Cramer
(Seiten 48 / 49, 75, 100 / 101, 130 / 131, 141), Vladimir Popovic /
istockphoto.com (Seite 91), mythja / Shutterstock (Seiten 114 / 115),
Arne Müller (alle anderen Fotos inkl. Titelbild)
Umschlaggestaltung: Martin Zech Design, Bremen I
www.martinzech.de
Satz und Layout: Das Herstellungsbüro, Hamburg I
www.buch-herstellungsbuero.de
Druck und Bindung: Salzland Druck, Staßfurt

Inhalt

Anhang

Prolog

Jetzt kommt es nur auf mich an. Wenn ich uns hier nicht raushole, dann tut es niemand. Geräuschlos packt mich jemand am Oberarm, zerrt mich hoch und schleppt mich in einen Raum, der genauso feucht und kalt ist wie der, in dem ich bereits stundenlang auf Knien ausharren musste. Mein Körper schmerzt, ich habe Durst und wenig Hoffnung. Immer wieder haben sie mich mit verbundenen Augen einen Turm aus kaputten Backsteinen bauen lassen. Immer wieder musste ich Sand mit einem kleinen Löffel von einem Eimer in einen anderen schaufeln. Wirkungsvolle Methoden, wenn es darum geht, den Willen eines Menschen zu brechen. Dass der Rebellenführer mit mir reden möchte, ist so etwas wie der letzte Strohhalm. Wieder muss ich knien. »Seid Ihr als Journalisten hier?« »Ja, unsere Aufgabe ist es, neutral über die Lage zu berichten.« »Seid Ihr in irgendwelche kämpferischen Tätigkeiten verwickelt?« »Nein, wir sind Journalisten.« »LÜG MICH NICHT AN!« »Ich lüge nicht. Das ist die Wahrheit.« »UND WAS IST DAS HIER?« Für einen kurzen Moment lüftet einer der Rebellen unsanft meine viel zu fest zugezogene Augenbinde. Der Rebellenführer hält mir ein Foto unter die Nase, auf dem ich in voller Kampfmontur zu sehen bin. Mit Maschinengewehr. Und in diesem Moment weiß ich: Das war's. Ich versuche noch verzweifelt zu erklären, erzähle von der Übung zur Wirkung von Schusswaffen vor einigen Tagen und dass wir diese Fotos nur aus einer Laune heraus … Aber aus dieser Situation gibt es für mich keinen Ausweg mehr. Ich komme nicht mal dazu, mit dem Rebellenführer über unsere Freilassung zu verhandeln.

Ich habe diese Geschichte vor einigen Jahren erlebt. Im Grunde war es ein Spiel. Aber das war so echt, dass der Gedanke daran mir noch heute die Kehle zuschnürt. Ich besuchte einen Lehrgang im Ausbildungszentrum der Vereinten Nationen, der Journalisten auf den Einsatz in Kriegs- und Krisengebieten vorbereiten sollte. Ich konnte mir das damals gut vorstellen: da hinzugehen, wo sonst keiner hingeht. Wahrheiten aufzusammeln, die sonst versickern. Ich war jung, fühlte mich stark und bereit, die Welt zu erobern.

Und dann diese verdammte Geiselnahme. Die anderen Journalisten und ich wurden schon seit Tagen immer wieder in unheimlich real wirkende Situationen gebracht: illegale Checkpoints, plötzliche Schusswechsel, schwer verwundete Zivilisten, Häuserkampf in verlassenen Dörfern. Da schon machte die Rollenspielerkompanie der Vereinten Nationen einen unglaublich guten Job und sorgte dafür, dass wir irgendwann wirklich das Gefühl hatten, mittendrin zu sein. Die Geiselnahme aber sollte zur echten Grenzerfahrung werden.

Ich bin heute froh, dass ich sie bis zum Ende durchgezogen habe. Einige meiner Kollegen stiegen über ein vereinbartes Codewort vorzeitig aus dem Spiel aus. Ich kann das gut verstehen. Aber mich hätte es um eine Schlüsselerfahrung gebracht: Nach Auflösung der Geiselsituation saßen wir mit unseren Ausbildern zusammen und sahen uns die Videos an, die von jedem Einzelnen beim Verhör mit dem Rebellenführer gedreht worden waren (ja, wir wurden alle mit dem gleichen Trick fertiggemacht und jeder von uns dachte, nur er dürfe verhandeln). Mein Video war das erste, das gezeigt wurde. Mich selbst dort in diesem kleinen Kellerraum zu sehen, am Boden kauernd, triefnass geschwitzt, zitternd, unfähig, nur noch den kleinsten Impuls zur Änderung meiner Situation aussenden zu können – das hat mein Leben umgekrempelt. Alle anderen Teilnehmer des Lehrgangs baten anschließend darum, ihr Video nicht sehen zu müssen. Ich bin dankbar dafür, dass ich es durfte. Denn ich erkannte für mich, dass es nicht reicht, ein Mann wie ein Schrank zu sein, um aufrecht durch heikle Situationen gehen zu können. Ich fasste den Entschluss, ein Mann wie ein Baum zu werden. Kraftvoll. Belastbar. Mit starken Wurzeln.

Was braucht es, um die Balance zu halten, wenn es darauf ankommt? Und würde ich nicht auch im Alltag leistungsfähiger und zufriedener werden, wenn ich Antworten auf diese Frage finde?

Ich setzte nach dieser Erfahrung nie einen Fuß in eine Krisenregion. Ich machte mich auf die Suche nach dem Geheimnis eines gesunden, ausgeglichenen und erfolgreichen Lebens. Zunächst als Journalist, später als Trainer und Coach. Ich begab mich im Urwald Brasiliens auf die Spuren von Naturvölkern, rannte mit dem Wunderläufer Haile Gebrselassie durch die Entoto Mountains in Äthiopien und mit Sporttherapeuten durch Paderborn. Ich sprach mit unzähligen Experten und Professoren, analysierte Studien, korrigierte ständig meinen Kurs, hörte Topmanagern und Verkäuferinnen zu, lernte von Kindern – vor allem aber begegnete ich immer mehr mir selbst.

Ich bin heute nicht am Ende meiner Suche. Dafür bin ich Gott sei Dank viel zu neugierig. Trotzdem bin ich überzeugt davon, bereits zur wichtigsten Erkenntnis durchgedrungen zu sein: Wir brauchen keine ultimative Gebrauchsanleitung, um gesund, glücklich und erfolgreich leben zu können. Das Geheimnis liegt in uns selbst, in unserer ureigenen Natur. Wenn ich in Vorträgen, Seminaren, in diesem Buch von meinen Erfahrungen berichte, dann nicht, weil ich erleuchtet wurde oder beeindrucken möchte. Dafür hat sich das »Spielen Sie nie den Helden!« des Ausbildungsleiters bei den Vereinten Nationen viel zu sehr eingebrannt. Mein Anliegen ist es, Sie zum Nachdenken über sich selbst zu bringen, Sie zu inspirieren, Ihnen die nötigen Impulse zu liefern, damit Sie Ihre ganz persönliche Lösung kreieren können. Es geht in diesem Buch einzig und allein um SIE.

Was ICH Ihnen gebe, sind die Zeit, die Leidenschaft und das Herzblut, die ich in meine Suche gesteckt habe, die Essenz all der Fragen und Antworten, die mir unterwegs begegnet sind. Daraus entspringen die neun Wurzeln unserer natürlichen Power, die ich ab Seite 50 ausführlich beschreibe und die mir selbst sowie vielen Menschen, mit denen ich arbeite, immer wieder vor Augen führen, was wirklich wichtig ist. Kraft aus diesen Wurzeln ziehen und wachsen müssen Sie selbst. Das ist der Deal.

Wenn Sie diesen Deal eingehen, stehen die Chancen sehr gut, dass auch Sie Ihrem Leben neue, positive Energie geben, dass Sie Gesundheit, Glück und Erfolg für sich selbst ganz neu definieren, dass es Ihnen endlich besser gelingt, mit den Herausforderungen unserer Zeit umzugehen. Auf allen Ebenen – ob im Job, in der Freizeit, Ihrem Privatleben oder der Liebe, ob als Führungskraft, Angestellter, Selbstständiger oder Student. Denn unsere natürliche Power kennt keine Kategorien. Nicht Körper und Geist. Nicht Work und Life. Sie wirkt ganzheitlich.

Aber bevor wir ans Eingemachte gehen: Warum möchten Sie etwas ändern? Haben Sie eine ähnliche Schlüsselerfahrung gemacht wie ich bei der Simulation der Geiselnahme? Haben Sie einen Moment erlebt, der Ihnen vor Augen geführt hat, dass es so nicht weiter geht? Oder haben Sie, wie die meisten Menschen, mit denen ich darüber spreche, eher so eine latente Ahnung, dass irgendetwas nicht stimmt? Ein Bauchgefühl, dass Sie sich immer mehr selbst verlieren. Eine unbestimmte Sehnsucht nach Mehr. Was auch immer dieses Mehr ist.

Vielleicht stimmen Sie dem Experimentalphysiker Georg Christoph Lichtenberg zu, der vor rund 250 Jahren feststellte: »Ich kann nicht sagen, ob es besser wird, wenn es anders wird, aber so viel kann ich sagen: Es muss anders werden, wenn es besser werden soll.«

Lassen Sie uns mit dieser Frage beginnen: Was zur Hölle ist eigentlich los mit uns?

PS: Ich verwende in diesem Buch in der Regel die männliche Form – nicht, weil ich Sie als weibliche Leserinnen nicht ansprechen möchte (im Gegenteil!), sondern weil es aus meiner Sicht einen besseren Lesefluss ermöglicht. Bitte sehen Sie mir diese Entscheidung nach – und fühlen Sie sich jederzeit persönlich angesprochen und gewürdigt.

TEIL 1
WARUM WIR SO NICHT WEITERMACHEN KÖNNEN

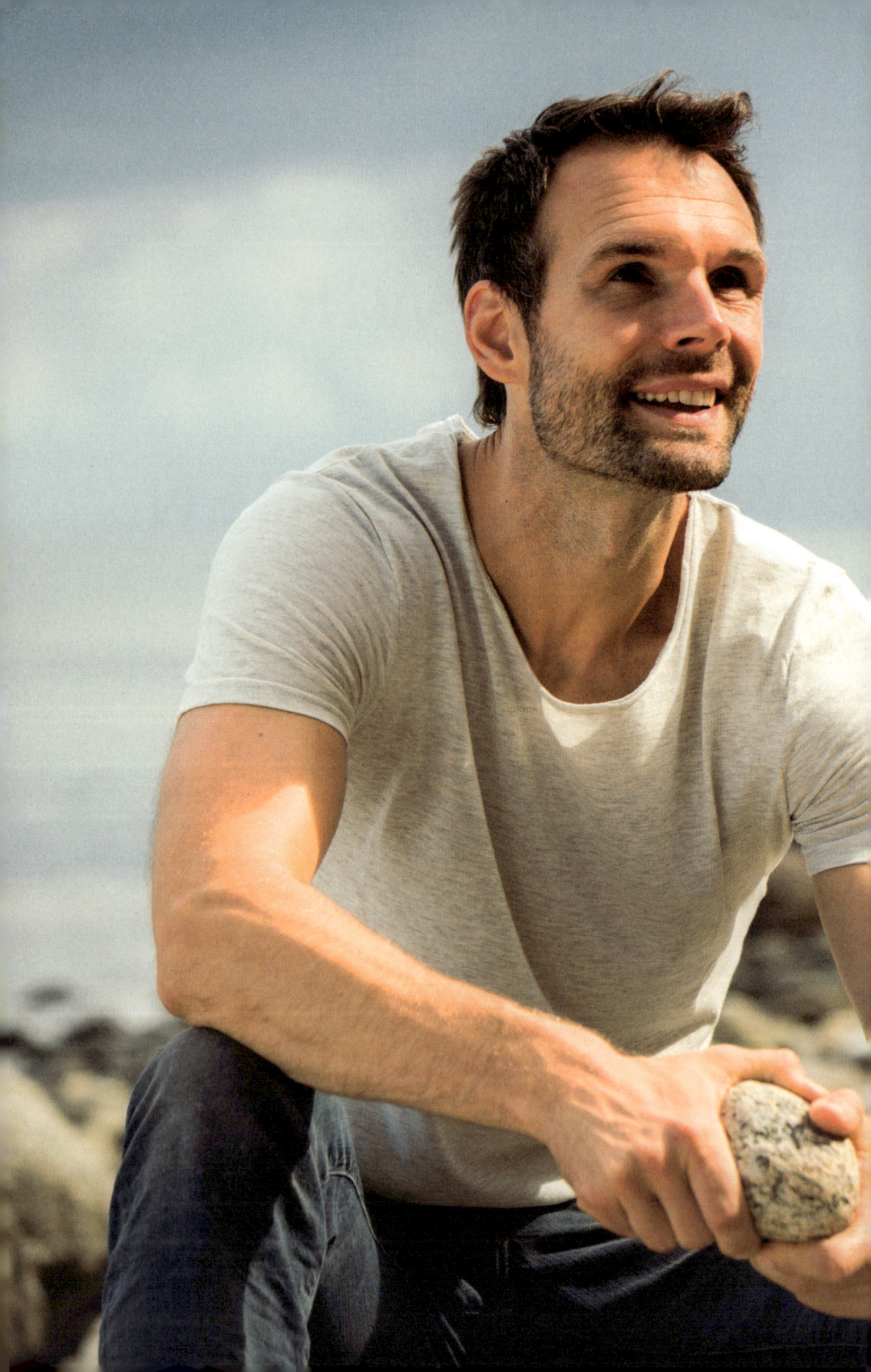

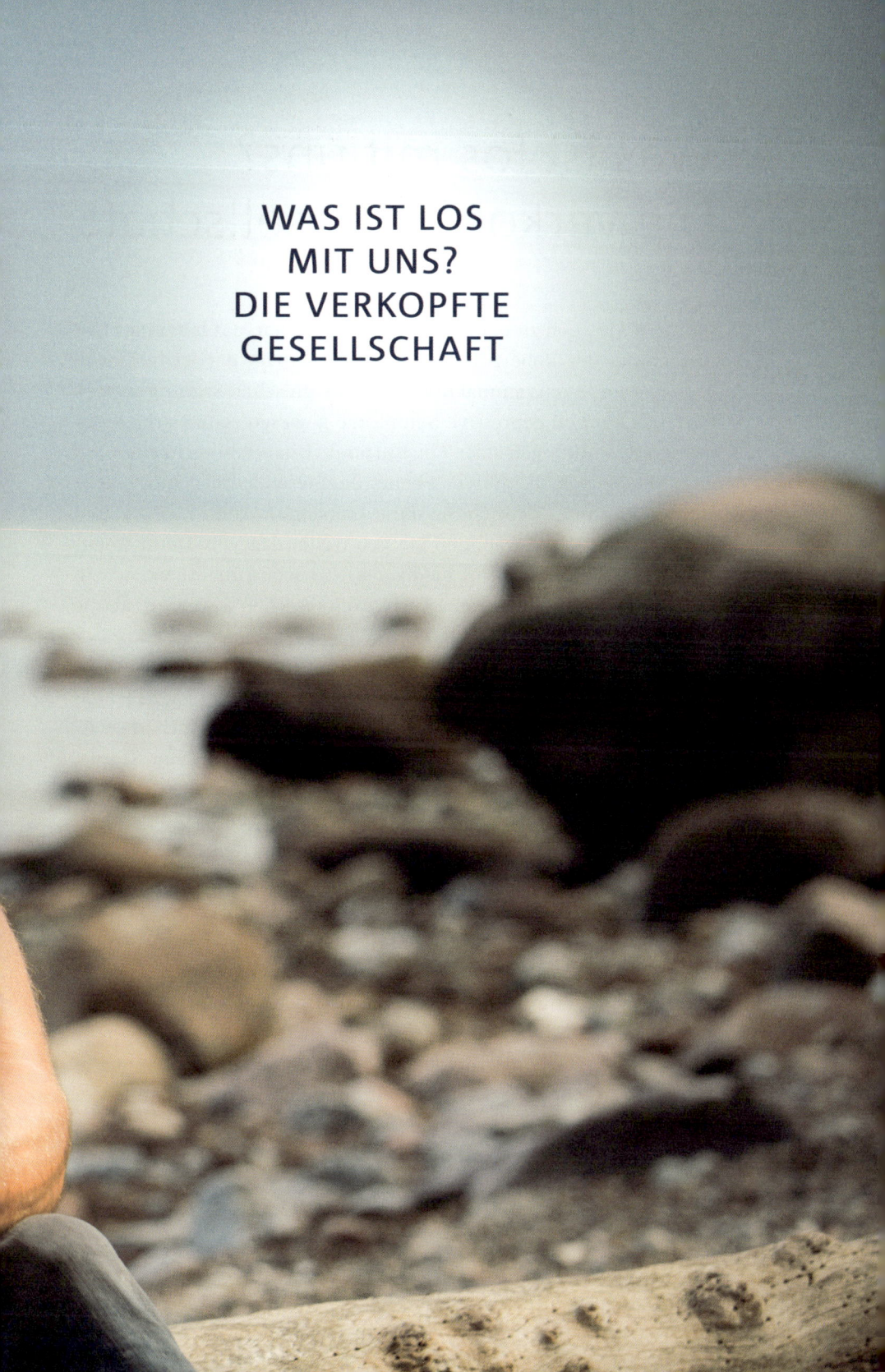

WAS IST LOS
MIT UNS?
DIE VERKOPFTE
GESELLSCHAFT

Was ist los mit uns?
Die verkopfte Gesellschaft

Gehören Sie auch zu dem Drittel der Deutschen, das laut einer Untersuchung des Robert-Koch-Instituts innerhalb der letzten zwölf Monate mindestens einmal unter einer psychischen Störung gelitten hat? Das können depressive Symptome gewesen sein, starke Stimmungsschwankungen oder ein Burnout, Unannehmlichkeiten auf emotionaler oder kognitiver Ebene, die Sie willentlich nicht mehr steuern konnten. Kennen Sie diese Probleme? Wenn nicht, atmen Sie tief durch – und wappnen Sie sich weiter dagegen. Denn »mentale« Dysbalancen (wie es medizinisch so schön heißt) werden in den kommenden Jahren ein noch größeres Thema werden, als sie es ohnehin schon sind.

Körper, Geist und Seele lassen sich nicht einfach voneinander trennen. Ich will Ihnen erklären, warum ich dabei das Wort »mental« in Anführungszeichen setze: weil ich überzeugt davon bin, dass Körper, Geist und auch Seele sich nicht so einfach trennen lassen. Es ist kein Zufall, dass die wachsende psychische Schieflage der Nation einhergeht mit immer eklatanteren physischen Gebrechen: Übergewicht, Diabetes, Rückenprobleme, Bluthochdruck, die ganze Phalanx der Zivilisationskrankheiten. Auch dass wir trotz wachsendem Lebensstandard von Generation zu Generation nicht glücklicher werden, ja sogar verstärkt nach Sinnhaftigkeit und Halt suchen, lässt sich nicht losgelöst von gesundheitlichen Entwicklungen betrachten.

Die gelernte Kategorisierung – in Körper, Geist und Seele – aufzugeben, kann einer der Schlüssel sein, um das eigene System besser zu verstehen und näher an das Ich zu rücken. Fest steht: Dieses, unser eigenes System, gerät immer häufiger und immer stärker ins Stottern. Wir leben in einer schönen neuen Welt, die zweifelsohne unglaubliche Möglichkeiten und viele Annehmlichkeiten mit sich bringt, in der wir trotz allem aber zusehends unsere Balance verlieren und abzustürzen drohen. Wie ein Propellerflugzeug, bei dem immer wieder ein Triebwerk hakt.

Genau genommen hinkt dieser Vergleich allerdings genau so wie der Mensch durch die moderne Welt. Denn natürlich sind wir keine Maschinen. Sonst wären wir ja längst auf Hightech in Perfektion gepimpt und würden jedem Angriff eiskalt trotzen. Aber auch das System Mensch, so individuell seine Ausprägungen sein mögen, basiert auf einigen wenigen Grundfunktionen. Und die müssen wir betrachten, wenn wir erfahren wollen, warum es nicht mehr so rund läuft. Das Thema Evolution spielt in diesem Zusammenhang eine entscheidende Rolle. Bevor wir aber darauf schauen, was die biologische Entwicklung mit unserem Status quo zu tun hat, möchte ich mit Ihnen einen Blick auf die beiden wahrscheinlich paradoxesten Phänomene unserer Zeit werfen: den Drang zur Perfektion und die zahllosen Möglichkeiten, die uns geboten werden.

Absolutely amazing – ein Leben in Perfektion

Was für ein großartiger Tag. Oder? Jetzt mal unabhängig vom Wetter, vom Stress, von den Kollegen, der langen To-do-Liste und all den Negativschlagzeilen. Ist dieser Tag nicht schon allein deswegen wunderbar, weil er da ist? Waren Sie heute schon dankbar, dass Sie wieder einen neuen Tag erleben dürfen, dass Sie eine neue Chance bekommen haben, ihr eigenes Leben und das anderer reicher zu machen? Sind Sie heute Morgen aufgestanden mit dem Gedanken, das Glück dieses Tages zu umarmen? Ja, verdammt noch mal, diese Fragen sind berechtigt. Und wichtig. Immer wieder. Sie erinnern uns daran, zu leben. Aber ganz ehrlich: Sie überfordern uns auch immer mehr.

Glück und Sinnhaftigkeit sind so trendy. Auf dem Weg zu einem Termin ging ich neulich durch das Hamburger Schanzenviertel. Wie nahezu alle Menschen um mich herum war ich in Eile, als mir im Schaufenster einer dieser Zeitgeistboutiquen ein Schild auffiel: »Make today absolutely amazing!« stand darauf in großen Buchstaben. Ich erwischte mich dabei, wie ich im ersten Moment innerlich nickte und seufzte. Bis mir klar wurde, dass wir bei Appellen wie diesem alle im ersten Moment reflexartig nicken und seufzen. Weil wir ahnen, dass irgendetwas zurzeit schiefläuft, dass wir etwas ändern müssen. Aber auch, weil Glück und Sinnhaftigkeit so trendy sind.

Wir schaffen es doch kaum noch, unsere innere Sehnsucht und die Erwartungen an ein gutes Leben zu vereinen. Wir hängen uns tatsächlich freiwillig Schilder in unsere Wohnungen oder Büros, die den Druck, der oder die Alleinverantwortliche für ein rundum gelungenes Leben zu sein, auf perfide Art und Weise ins Unermessliche steigern. Absolutely amazing! Jeden Tag! Als wäre es heute nicht schon schwer genug, überhaupt halbwegs unbeschadet durchzukommen.

»Make today absolutely amazing!« ist so etwas wie die perfektionsgetriebene Mutation des »Carpe diem«. Wir spüren, dass irgendwo dahinter viel Wahrheit steckt, aber die Zuspitzung, die lähmt uns. Wir wollen, ja. Aber wir können nicht. Wir haben immer größere Probleme damit, unsere Vorstellungen von Glück, Erfolg, Gesundheit, Fitness und Gemeinsamkeit im Alltag umzusetzen.

Perfektionsdenken blockiert unsere innere Power. Der US-Psychologe Barry Schwartz leitete den Höhepunkt eines Vortrags über das Glück einmal so ein: »Ich will Ihnen verraten, was das Geheimnis ist. Hören Sie gut zu, denn nur deswegen sind Sie ja alle hier ...«, um nach einer andächtigen Pause lächelnd fortzufahren: »Niedrige Erwartungen.« Ich weiß, das fühlt sich merkwürdig an. Da wir doch gelernt haben, uns immer hohe Ziele zu stecken, groß zu denken und alles erreichen zu können, wenn wir es nur richtig wollen. Aber diese Strategie des »Höher, schneller, weiter« auf allen Ebenen des Lebens stößt an ihre Grenzen. Es ist tatsächlich an der Zeit, die Erwartungen herunterzuschrauben. Das bedeutet nicht, sie aufzugeben und antriebslos zu werden. Es bedeutet, den Kern dessen freizulegen, was wirklich wichtig ist.

Es ist an der Zeit, die Erwartungen herunterzuschrauben.

Alles kann, nichts muss – so viele Möglichkeiten

Als würde die skurrile Mischung aus dem Wunsch und Zwang, unser Leben ständig zu optimieren, nicht schon genug Überforderungspotenzial bergen, steht uns heute auch noch die ganze Welt offen. Millionen von Möglichkeiten. Wir müssen uns nur entscheiden. Genau das ist aber unser Problem: Wie entscheide ich mich richtig? Und wenn ich eine Entscheidung getroffen habe, hätte es nicht vielleicht doch noch eine bessere gegeben? Sie kennen das vom Einkaufen: In einem großen Supermarkt die Kasse zu wählen, an der Sie am schnellsten an der Reihe sind, ist eine große Herausforderung. Und am Ende stehen Sie immer falsch. Im Kiosk um die Ecke, der nur eine Kasse hat, ist das psychologisch entspannter. Da grummeln Sie höchstens, weil es zu lange dauert, nicht weil Sie sich selbst vorwerfen, falsch entschieden zu haben.

Vielleicht kennen Sie auch das Gefühl, in einem Restaurant eine vermeintlich schlechte Wahl getroffen zu haben – und neidisch auf das viel leckerer aussehende Gericht Ihres Gegenübers zu schielen.

Zu den eigenen Entscheidungen zu stehen, weil man sie im entsprechenden Moment nach bestem Wissen und Gewissen getroffen hat, auch wenn es rückblickend eventuell noch bessere Möglichkeiten gegeben hätte, das ist gar nicht so einfach.

Und weil wir bei dem ganzen Entscheiden-Müssen und den unzähligen Möglichkeiten langsam den Überblick verlieren, suchen wir Orientierung. Das ist gut. Nur verlassen wir uns dabei meist vollkommen auf andere – deren Ratschläge dann doch wieder nur den üblichen Kriterien unterliegen: Optimierung auf allen Ebenen, wenig Aufwand, schnelle Ergebnisse. Und das ist schlecht.

In den Gesundheits- und Fitnessredaktionen der deutschen Medienwelt gibt es zum Beispiel eine Art ungeschriebenes Gesetz, wie eine Coverzeile zum »Verkäufer« wird: Mache ein Wirkversprechen, das ein tiefes Bedürfnis trifft (Figur und Problemzonen gehen immer), packe eine (in möglichst naher Zukunft liegende) Zeitangabe dazu und formuliere das Ganze möglichst provokativ. So entstehen Zeilen wie »Das 8-Minuten-Workout«, »Schlank im Schlaf« oder »Weg mit der Wampe – JETZT!«. Befolgen Sie als Blattmacher diese Regeln des Fitness-Coverzeilen-Roulettes, stehen die Chancen gut, dass die Leute Ihr Heft kaufen. Weil sie glauben, dass die Welt von ihnen verlangt, in kürzester Zeit und mit wenig Aufwand maximale Fitness zu erreichen.

Das meiste von dem, was uns als Trend vorgesetzt wird, ist »Verkaufe«.

Ich weiß, wovon ich rede. Ich bin seit zehn Jahren Teil dieser Medienwelt. Ich habe als Redakteur und Sportchef einer der größten deutschen Fitness- und Lifestylezeitschriften unzählige Male erlebt, wie nüchterne, solide Geschichten als Sensationen verkauft wurden, wie manchmal (und in den letzten Jahren immer öfter) sogar erst eine Coverzeile da war und die dazugehörige Geschichte mehr oder weniger herbeifantasiert wurde. Dass Leser oft enttäuscht sind, wenn sich die Sensation vom

Cover als zigfach durchgekauter Standardtipp entpuppt, ist einkalkuliert. Laut Marktforschungen sind die meisten Leser im Gesundheits- und Fitnesssegment »Gelegenheitskäufer« – bis sie das nächste Mal zuschlagen, ist der Hunger nach Versprechen längst wieder größer als der Frust der Produktenttäuschung. Das meiste von dem, was uns tagtäglich als Trend oder Lebensgefühl um die Ohren gehauen wird, ist »Verkaufe«. Das gilt für alle lebenshilferelevanten Bereiche.

Um wirklich etwas zu ändern, um für uns selbst voranzukommen, und zwar nachhaltig, müssen wir ans Eingemachte. Wir müssen hinterfragen. Alles. Wir müssen das Gefühl für das wiederfinden, was uns wirklich zufrieden macht (das ist meist etwas anderes als das, was uns vermeintlich zufrieden zu machen hat) und damit automatisch auch neuen Erfolg in unser Leben einziehen lässt. Wir müssen das Gefühl für unsere natürliche Power wiederfinden.

Je mehr Möglichkeiten das Leben uns bietet, desto weniger werden wir über den Verstand zu einer guten Entscheidung kommen. Unser Arbeitsspeicher ist mit der Vielzahl der Optionen und ihrer möglichen Konsequenzen nämlich schlichtweg überfordert. Und es gibt leider auch nicht alle zwei Jahre ein neues Modell, das mit einer satten Speichererweiterung die Leistung des Vorgängers pulverisiert. Je mehr Möglichkeiten wir haben, desto wichtiger wird die Intuition.

Ich bin überzeugt davon, dass ein gesundes, glückliches und erfolgreiches Leben heute möglich ist – wenn es uns gelingt, das Leben einfacher zu machen. Die kompliziertesten Dinge werden einfach, wenn man zu ihrem Kern vordringt. Das bedeutet nicht, dass Gesundheit, Zufriedenheit oder Erfolg einfach vom Himmel fallen. Wir müssen sie uns erarbeiten. Die Arbeit an uns selbst ist oft sogar eine größere Herausforderung als etwa das stumpf-disziplinierte Einhalten eines Motivations- oder Trainingsplans. Aber sie verändert nachhaltig. Und das sollte unser Anspruch sein.

ZUSAMMENFASSUNG

- Das System Mensch gerät immer häufiger ins Stottern (Zivilisationskrankheiten und »mentale« Dysbalancen).

- Trotz wachsendem Lebensstandard werden wir nicht glücklicher.

- Wir suchen verstärkt nach Sinnhaftigkeit und Halt.

- Wir wollen viel, haben aber immer mehr Probleme mit der Umsetzung.

- Perfektionsdenken blockiert unsere innere Power.

- Die Vielzahl der Möglichkeiten überfordert uns zusehends.

- Wir lassen uns immer mehr von der Meinung anderer und vom allgemeinen Erwartungsdruck leiten.

- Eine der größten Herausforderungen ist es, wieder auf unsere eigene Stimme zu hören und Zugang zu den Energiequellen zu finden, die in unserem ureigenen System verankert sind.

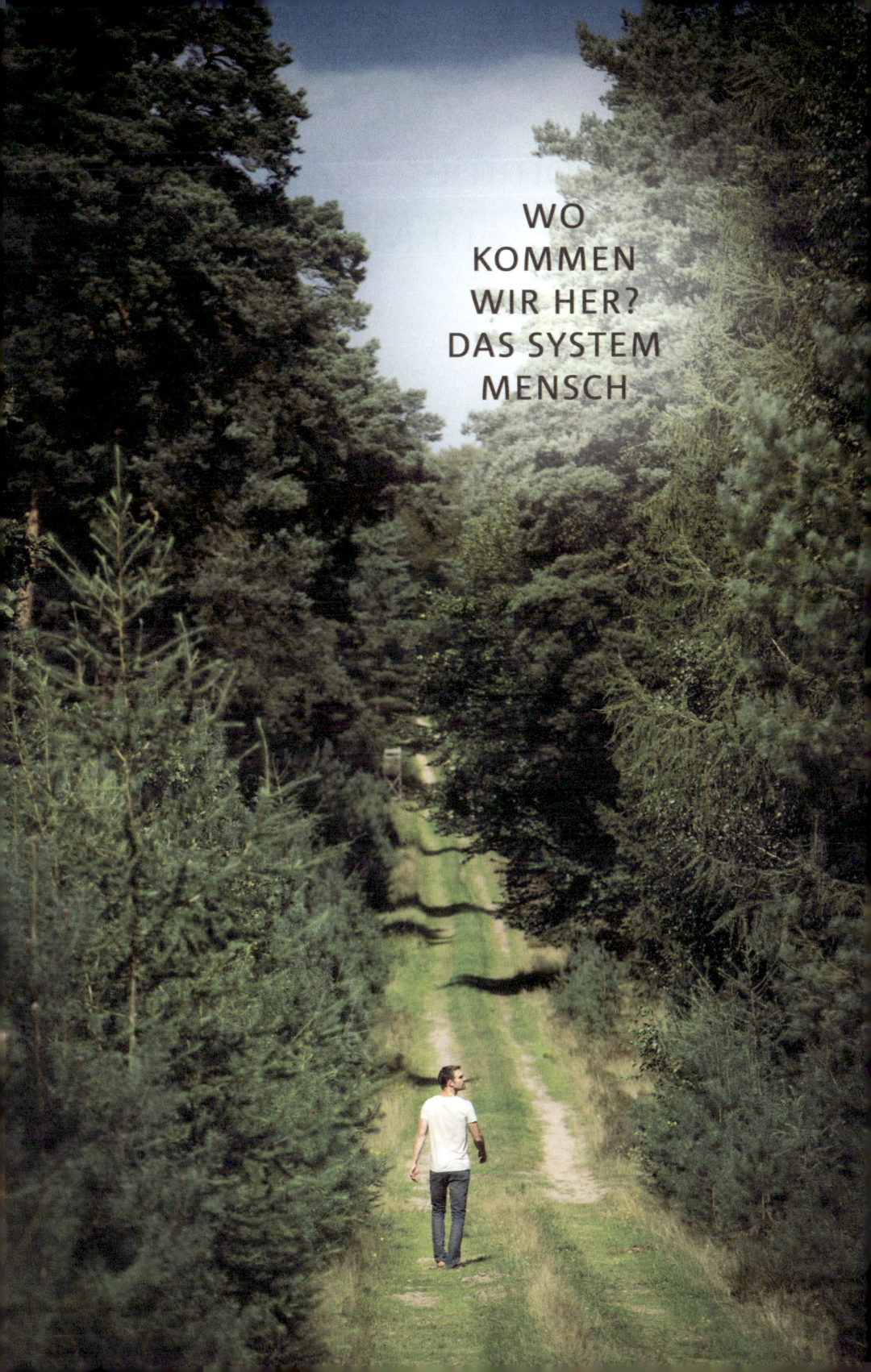

WO
KOMMEN
WIR HER?
DAS SYSTEM
MENSCH

Wo kommen wir her?
Das System Mensch

Um uns und unser persönliches System – die Einheit von Körper, Geist und Seele – weiterzuentwickeln, sollten wir uns erst einmal anschauen, an welchem Punkt seiner Entwicklung eben jenes System heute überhaupt steht. Keine Sorge, Sie müssen sich an dieser Stelle nicht durch evolutionshistorische Abhandlungen kämpfen – ich will Sie nur dafür sensibilisieren, dass erstens unsere moderne Gesellschaft im evolutionären Gesamtzusammenhang gerade mal einen Wimpernschlag alt ist und dass zweitens die biologische Evolution sehr, sehr langsam verläuft. Konkret bedeutet das: Der Mensch hat sich in den letzten 10 000 bis 40 000 Jahren bei Weitem nicht so entscheidend weiterentwickelt, wie wir als aufgeklärte Individuen oft vermuten. Biologisch befinden wir uns mehr oder weniger auf Ötzi-Niveau (der hat vor gut 5000 Jahren gelebt).

Vor rund 3000 Jahren begann die kulturelle Evolution, so richtig Fahrt aufzunehmen.

So richtig interessant wird es aber erst, wenn wir zusätzlich zur biologischen die kulturelle Evolution betrachten. Der Begriff der Kultur steht dabei (als Gegenpart zur unveränderbaren Natur) für alles, was der Mensch selbst gestaltet – also nicht nur für Theater, Musik und Literatur, sondern zum Beispiel auch für Technologie oder zusammengefasst: für das kognitive Wissen. Über Jahrmillionen fand eine kulturelle Evolution im Prinzip nicht statt. Das kognitive Wissen des Menschen war zu gering, seine Errungenschaften zu nichtig, um der kulturellen Evolution eine entscheidende Rolle zu ermöglichen. Vor rund 3000 Jahren aber begann die kulturelle Evolution, so richtig Fahrt aufzunehmen. Seitdem verläuft ihre Entwicklungskurve exponentiell.

Heute vervielfacht sich das Wissen der Menschheit jährlich und macht Sprünge, die vorgestern noch niemand für möglich gehalten hat – während die biologische Evolution einfach weiter stoisch ihr Schneckentempo hält. Die Folge: Zwischen biologischem und kulturellem Entwicklungsstand klafft inzwischen eine riesige (ständig wachsende) Lücke. Der Mensch hat sich eine Lebensumgebung geschaffen, an die er biologisch gar nicht angepasst ist, ja, nicht sein kann. Das mag sich nach Orwell'schem Gesellschaftsbashing und Früher-war-alles-besser anhören, ist aber nicht mehr als eine nüchterne, evolutionäre Momentaufnahme. Denken Sie einmal daran, wie sich die Welt verändert hat, seit Sie geboren wurden. Extrem, oder? Ihr Genmaterial ist trotzdem noch nahezu das gleiche. Die Lücke an sich ist auch nicht das größte Problem, sondern unser Umgang damit.

Die Ikarus-Falle – jenseits der eigenen Identität

Sie kennen die Geschichte von Ikarus, oder? Die griechische Sage von dem jungen Mann, dessen Vater ihm beeindruckende Flügel gebaut hatte. »Flieg nicht zu hoch«, hatte der Vater gesagt. Aber Ikarus konnte es nicht lassen und kam der Sonne irgendwann so nahe, dass das Wachs schmolz, mit dem die Federn seiner Flügel befestigt waren, und er in den Tod stürzte.

Ikarus hatte gedacht, er könne die Lücke zwischen Erde und Sonne schließen. Er hatte vergessen, wohin er gehört. Ganz ähnlich versuchen wir uns heute an dem Schließen der evolutionären Lücke: Wir entfernen uns zusehends vom Boden unserer biologischen Identität. Wir leben immer mehr wissensgesteuert, wollen hoch zur Sonne, zum Status quo der kulturellen Evolution, spüren aber, dass wir abstürzen würden, wenn wir unser Leben nur noch vom Wissen bestimmen lassen, hängen völlig im Nichts, ohne Halt.

Wir verlieren den Zugang zu unserem Körper und damit zu uns selbst.

Und das ist unser Problem, nicht die Lücke. Das System Mensch kommt mit den größten Widrigkeiten zurecht, wenn – und das ist entscheidend – wir seine Grundbedürfnisse nicht aus den Augen verlieren. Wenn wir versuchen, krampfhaft die Lücke zu schließen, indem wir verstärkt kopf- oder wissensgesteuert durchs Leben gehen, verlieren wir zwangsläufig unsere biologische Identität. Wir verlieren den Zugang zu unserem Körper und damit zu uns selbst. Unser System gerät aus den Fugen. »Wir sind in der modernen Arbeitswelt mental überstimuliert und körperlich unterstimuliert«, bestätigte mir der Wirtschaftsexperte Dr. Michael Kendzia. Kein Wunder, dass es uns dann schwerfällt, das, was wir uns in den Kopf gesetzt haben, umzusetzen.

Wissenschaftler und Philosophen haben in den letzten Jahrzehnten gleichermaßen dazu beigetragen, das Bewusstsein des Menschen hochzuhalten, das komplexe Denken, das, was ihn von allen anderen Tieren auf diesem Planeten unterscheidet. Dabei ist der Mensch auch das Lebewesen mit dem größten körperlichen Potenzial. Wir haben uns den Weg in die Moderne ja nicht nur mental gebahnt, sondern auch, weil wir körperlich unglaublich vielseitig sind: ausdauernd, kraftvoll, geschmeidig, filigran. Und weil wir anpacken können. Darüber hinaus beeinflusst unser Unterbewusstsein (und dazu gehören unsere Instinkte genauso wie unser ganz individuelles körperliches Gedächtnis) unser Verhalten und unsere Persönlichkeit heute noch – ob wir wollen oder nicht.

Wir können nicht zur Sonne fliegen. Aber wir können sie vom Boden aus genießen. Wir brauchen sie ja sogar, um gesund, zufrieden und erfolgreich zu leben. Aber uns ihr zu sehr zu nähern, liegt einfach nicht in unserer Natur.

Look back, step forward – Ur-Power für die Gegenwart

Was aber liegt in unserer Natur? Für mehr Klarheit über unsere biologische Identität müssen wir, wie bereits erwähnt, nicht unbedingt Jahrtausende oder Jahrmillionen zurückblicken. Es hilft schon, darauf zu schauen, wie Kinder sich ihren Weg ins Leben bahnen. Denn solange ihre natürliche Neugierde noch nicht zu sehr von besorgten Bezugspersonen beschnitten wird, setzen Kinder auf der ganzen Welt wunderbare Methoden ein, um voranzukommen – von A nach B und in ihrer eigenen Entwicklung. Unabhängig voneinander und ohne dass wir es ihnen beibringen, beginnen Kinder ihren Körper sprechen zu lassen, ihn auszuprobieren und einzusetzen. Erst nur mit Schreien, Lachen und Strampeln, später über das Rennen, Fallen, Springen, Klettern, Raufen.

Ich habe vor einiger Zeit mit einer sehr skeptischen Seminargruppe in einem Tagungsraum gearbeitet. Es ging um die Veränderung der eigenen Bewegungswahrnehmung im Lebenszyklus. **Ohne dass ich ein Wort gesagt hatte, war meine Botschaft angekommen.** Etwas später bat ich die Gruppe, mit mir in den Außenbereich des Clubs zu kommen, in dem das Seminar stattfand. Ich hatte dort auf einer Rasenfläche mehrere Baumstämme zurechtgelegt, um das Thema Balance aus der Theorie in die Praxis zu holen. Kaum traten wir nach draußen, sahen wir, wie ein ganzes Dutzend Kinder aus der Nachbarschaft vergnügt über die Stämme tanzte und zwischen ihnen hin und her sprang. Barfuß. Ich war selten so glücklich darüber, dass sich jemand ungefragt an meinen Seminarmaterialien zu schaffen machte. Ohne dass ich ein Wort gesagt hatte, war meine Botschaft in diesem Moment bei jedem einzelnen Seminarteilnehmer angekommen.

Wenn also Neugierde und die Lust, sich selbst zu entdecken und weiterzuentwickeln, bei Kindern vor allem Ausdruck in einem unbändigen Bewegungsdrang finden, ist das dann nicht ein klares Indiz dafür, dass dieser in der Natur des Menschen liegt? Und warum verlernen wir irgendwann das, was einst der Mittelpunkt unseres Lebens war?

Lassen Sie die letzte Frage bitte sacken. Formulieren Sie sie am besten noch einmal um: Warum war Bewegung, warum war das ganze Leben als kleines Kind so viel leichter? Was war anders? Mit hoher Wahrscheinlichkeit werden Sie sehr ähnliche Gründe ausmachen, wie die meisten der Menschen, denen ich diese Frage stelle: Es war alles so herrlich unbeschwert. Ich hatte für nichts Verantwortung. Ich musste keine Familie ernähren. Ich war viel beweglicher. Ich hatte keine Termine. Meine Freunde waren immer da. Ich war fast immer draußen. Es gab noch so viel zu entdecken. Ich musste nichts.

Heute, da sind wir uns sicher einig, sind unsere Lebensumstände anders. Ohne konkreten Anlass in der Gegend herumzutoben, ist schlichtweg nicht altersgemäß. Aber Moment, ist das wirklich so? Sind wir tatsächlich dazu verdammt, tatenlos zuzusehen, wie das Freiheitsgefühl unserer Kindheit in immer weitere Ferne rückt? Es ist erstaunlich und dramatisch zugleich, wie kulturelle Einflüsse, Technologien, Weltanschauungen, Prinzipien und die Gesellschaft all das, was die Natur uns mit auf den Weg gegeben hat, innerhalb kürzester Zeit zusammenschrumpfen lassen.

Ein übersichtlicher Kreis aus »echten« Freunden ist doch wunderbar.

Es gibt keinen triftigen Grund irgendwann damit aufzuhören, auf Bäume zu klettern, außer »dass man das als erwachsener Mensch eben nicht macht«. Es spricht auch nichts dagegen, einfach eine neue Tätigkeit zu beginnen, weil man in der alten keinen Sinn mehr sieht. Und ganz ehrlich: Mit einem übersichtlichen Kreis aus »echten« Freunden war doch alles wunderbar.

Wie lange ist es her, dass Sie das letzte Mal auf einen Baum geklettert sind? Ja, die Leute gucken komisch, wenn Sie das heute versuchen. Vermutlich lachen sie auch. Aber innerlich bewundern sie, dass da jemand die tief im Gedächtnis seines Körpers und damit in seiner Persönlichkeit verankerten Bewegungserfahrungen wieder auspackt. Das wissen Sie spätestens dann, wenn die ersten Passanten Ihre Kletterversuche beklatschen oder mit dem Handy filmen.

Es gibt diese Geschichte eines Journalisten, der nach Japan reiste, um dort einem alten Lehrmeister dessen Lebensweisheiten zu entlocken. Der Lehrmeister servierte Tee. Er füllte die Tasse des Journalisten, bis sie randvoll war, und goss immer weiter, sodass die Tasse überlief. »Ich glaube, die Tasse ist jetzt voll«, sagte der Journalist irgendwann. »Sie haben recht«, erwiderte der Lehrmeister und fuhr fort: »Genau, wie diese Tasse randvoll ist, so kommen Sie zu mir mit all Ihren Meinungen und Spekulationen in Ihrem Kopf. Wie soll ich Ihnen zeigen, was Weisheit ist, wenn Sie nicht erst Ihre Tasse leeren?«

Ich mag diese Anekdote, weil sie dazu inspiriert, Tabula rasa im Kopf zu machen. Sobald wir das tun, sind wir bereit für die Weisheit des Körpers und startklar für ein besseres Leben. Wir werden unsere Vergangenheit nutzen können, um in der Gegenwart näher bei uns selbst zu sein. Nur darum geht es. Wir wollen ja nicht zurück in die Steinzeit, sondern mehr Energie und Lebenskraft im Hier und Jetzt.

ZUSAMMENFASSUNG

- Wir leben in einer Welt, an die wir biologisch gesehen nicht angepasst sind.

- Wir versuchen diese Lücke zu schließen, indem wir immer kopfgesteuerter leben, verlieren dadurch aber den Zugang zu unserem Körper und damit zu einem entscheidenden Teil unseres Systems.

- Die Wiederentdeckung des eigenen körperlichen Potenzials und unserer natürlichen Ressourcen kann ein wichtiger Schritt auf dem Weg zu mehr Gesundheit, Zufriedenheit und Erfolg sein.

- Der Blick auf die frühkindliche und evolutionäre Entwicklung birgt viele Impulse für ein besseres Leben im Hier und Jetzt.

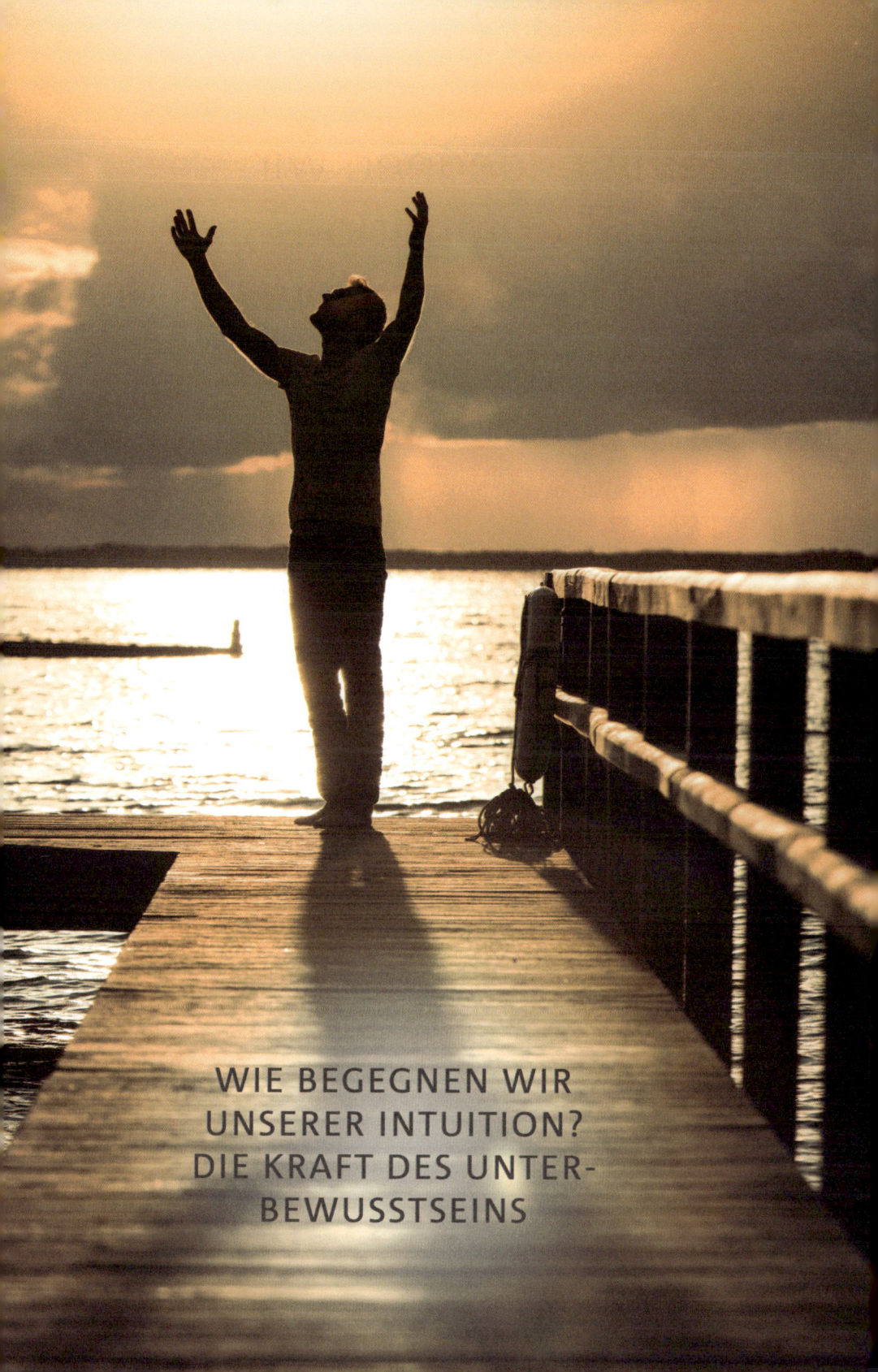

WIE BEGEGNEN WIR
UNSERER INTUITION?
DIE KRAFT DES UNTER-
BEWUSSTSEINS

Wie begegnen wir unserer Intuition? Die Kraft des Unterbewusstseins

Wenn es darum geht, Situationen zu bewerten und angemessen zu reagieren (und darum geht es ständig), bedient sich unser persönliches System seiner Instinkte bzw. seiner Intuition. Es greift auf den komprimierten Erfahrungsschatz aus Millionen von Jahren menschlicher Evolution und all unsere persönlichen Erfahrungen aus der Vergangenheit zu, und zwar ohne den Umweg über das Nachdenken. Das schafft einen enormen Zeitvorteil. Bevor wir wissen, was jetzt klug wäre, spüren wir schon, was wir tun sollten. Wir haben »so ein Bauchgefühl«. Es ist an der Zeit, diesem Gefühl, unserer Intuition, wieder mehr Vertrauen zu schenken.

Wenn wir unsere Instinkte ständig wegdrücken, werden wir nie unser volles Potenzial ausschöpfen können.

Es gibt immer noch diese Tendenz, Instinkte zu verdammen. Vermutlich, weil bei diesem Begriff immer das Animalische des Menschen mitschwingt und damit all seine bösen Seiten. Auch »die Natur des Menschen« beschreiben zu wollen, löst immer wieder Befremden aus. Schließlich wollen wir nicht als Art gesehen, auf Triebe reduziert und über einen Kamm geschoren werden. Nur: Wenn wir unsere Instinkte ständig wegdrücken, werden wir nie unser volles Potenzial ausschöpfen können.

Es ist ja nicht so, dass von der Natur festgelegt ist, wer wir sind und wie wir uns verhalten. Der freie Wille lebt, Gott sei Dank.«»Die Natur des Menschen sind nicht die Gene«, schreibt der berühmteste Biologe unserer Zeit, Edward Osborne Wilson, in seinem Buch *Die soziale Eroberung der Erde: Eine biologische Geschichte des Menschen*. Für Wilson bilden vielmehr die sogenannten epigenetischen Regeln die Natur des Menschen. Regeln, die Vorlieben benennen, wie unsere Sinne die Welt wahrnehmen. »Verhaltensformen, die auf epigenetischen Regeln beruhen, sind nicht fest programmiert wie Reflexe«, so Wilson. Sie sind Prädispositionen, Anlagen, die sich mehr oder weniger stark ausprägen können. Aber sie sind da.

Lassen Sie uns also die Kraft der Natur nutzen und nicht so tun, als hätten wir mit der Evolution nichts zu tun! Sie hat uns stark gemacht und wir wären schön blöd, wenn wir nicht alle Hebel in Bewegung setzen würden, um sie an die Hand zu nehmen.

Das Zieldilemma – auf der falschen Fährte

Welche Ziele haben Sie in Ihrem Leben? Wollen Sie sich mit 50 Jahren zur Ruhe setzen? Eine Weltreise machen? Ihre Traumfigur erreichen? Einmal Chef sein, vielleicht sogar Ihr eigener? Einen Marathon absolvieren? Oder einen Ironman? Einen hohen Berg besteigen? Ein Haus kaufen? Kinder haben? Ihnen eine gute Ausbildung ermöglichen? Ein Café eröffnen? Oder eine Bar? Ihr Unternehmen an die Börse bringen? Millionär werden? Glücklich sein?

Es gibt Erfolgsgurus, die lassen Sie eine Liste mit 100 Lebenszielen schreiben. Und sie ermutigen Sie, sich ab sofort intensiv darum zu kümmern, diese nach und nach abzuhaken. Vor einiger Zeit ging die berührende Geschichte von Kaileigh Fryer durch die Medien.

Die 19-jährige Australierin war bei einem Autounfall ums Leben gekommen. Ihre Eltern fanden kurz darauf eine To-do-Liste mit 50 Dingen, die Kaileigh erleben wollte. Sie posteten die Liste bei Facebook – und Freunde, Bekannte, aber auch wildfremde Menschen begannen, die Liste zu erledigen. Stellvertretend für Kaileigh aßen sie Pizza in Italien, lernten Gitarre spielen, restaurierten einen Oldtimer und spendeten Blut.

Ziele gelten seit Jahrzehnten als das wichtigste Motivationstool überhaupt.

Ziele gelten seit Jahrzehnten als das wichtigste Motivationstool überhaupt – ob auf beruflicher oder persönlicher Ebene. Und sie dürfen gerne groß sein. Wo ein Wille ist, da ist auch ein Weg. Die Idee dahinter: Wenn wir hohe Ziele haben, werden wir uns ganz besonders anstrengen. Und selbst wenn wir diese hohen Ziele nicht erreichen, so haben wir am Ende doch viel mehr geschafft, als wenn wir von Anfang an einem kleinen Ziel gefolgt wären. »Ziele nach dem Mond. Wenn du ihn verfehlst, wirst du zwischen den Sternen landen«, soll Friedrich Nietzsche einmal gesagt haben.

Nietzsche allerdings ist seit über 100 Jahren tot. Und so einleuchtend die Zielmotivation auch sein, so gut sie über lange Zeit funktioniert haben mag – wir verrennen uns immer mehr darin. Denn unsere Generation muss sich heute ganz anderen Herausforderungen stellen als jede vor ihr. Wir haben schlichtweg keine Ahnung, wie die Welt in zehn Jahren aussehen wird. Sie verändert sich ja in Rekordzeit. Wie sollen wir uns da langfristige Ziele setzen? Woher sollen wir wissen, ob wir in fünf Jahren noch das Gleiche wollen wie heute? Wir leben doch ohnehin schon viel zu sehr in der Zukunft. Wir hecheln unseren Zielen oder dem, was von uns erwartet wird, hinterher und beschwichtigen uns dabei immer wieder selbst mit innerlichen Mantras wie »Wenn ich dieses Projekt erledigt habe, dann …«, »Sobald wir umgezogen sind, dann …«, »Wenn die Kinder groß sind, dann …«, »Wenn ich die Gehaltserhöhung bekommen habe, dann …«.

Ich habe zwei kleine Kinder. Und ich habe mir vor einiger Zeit mal vorgenommen, ein paar Tage lang darauf zu achten, wie oft ich mit ihnen über Dinge spreche, die in der Zukunft liegen. Das war erschreckend. Ehrlich. »Gleich fahren wir in die Kita.« »Heute Nachmittag holt Oma euch ab.« »Bis zu deinem Geburtstag sind es nur noch zwei Wochen.« »Wenn du sechs bist, kommst du in die Schule.« Und irgendwann fragen die Kinder dann jeden Morgen: »Papa, was machen wir heute?«, oder liegen abends im Bett und sagen: »Papa, ich will nicht sterben. Niemals.«

Seitdem versuche ich, mit ihnen und auch für mich mehr im Jetzt zu sein. Dass genau daraus die Fähigkeit entstehen kann, besser mit Veränderungen umzugehen und für die Herausforderungen der Zukunft gewappnet zu sein, werden wir uns noch genauer ansehen. Vorher möchte ich Ihnen veranschaulichen, wie sehr wir uns oft hinter unseren Zielen verstecken – vor allem hinter den nicht vorhandenen. Ich bin sicher, dass Sie Menschen kennen, die Sätze sagen wie »Wenn ich nur genau wüsste, was ich will, dann wäre ich auch mutiger« oder »Wenn ich die richtige Idee hätte, würde ich mich sofort selbstständig machen«. Wir zermürben uns zum Teil regelrecht damit, unbedingt Ziele entwickeln zu müssen. Wir setzen sie gleich mit Sinnhaftigkeit und sagen uns: »Wo, verdammt noch einmal, willst du hin? Denk nach!«

Ich habe vor einigen Jahren eine unbefristete Festanstellung in der Redaktion der Zeitschrift *Fit for Fun* aufgegeben. Freiwillig. Ich wollte als

Ich hatte Lust, etwas Neues auszuprobieren.

Trainer und Coach arbeiten. Abgesehen von all den besorgten Reaktionen, die sich auf die Unsicherheit der Selbstständigkeit bezogen (und das, als gerade auch noch Nachwuchs Nummer zwei unterwegs war!), hörte ich von erschreckend vielen Menschen: »Du hast es gut. Du hast ein Ziel. So weit bin ich leider noch nicht.«

Hatte ich ein Ziel? Ich glaube nicht. Ich hatte eine Vorstellung. Und vor allem hatte ich Lust, etwas Neues auszuprobieren. Ich hatte Lust auf die Reise, wo auch immer sie mich hinführen würde.

Zu meiner Geburt fertigte mein Vater, der damals eine recht erfolglose Galerie in Berlin führte, eine Siebdruckkarte an. Auf dem Motiv einer imposanten Sanddüne stand darauf neben meinem Geburtsdatum nur: »Christo Foerster geht auf Entdeckungsreise.«

Tanzen im Dschungel – das Glück abseits der planierten Wege

Vergessen wir mal die Düne auf meiner Geburtsanzeige und stellen uns vor, das Leben wäre ein Dschungel. Undurchsichtig. Voller Überraschungen. Was denken wir, wenn wir diesen Dschungel vor uns liegen sehen: »Ach du Scheiße, da muss ich irgendwie durch!«, oder: »Geil, der Dschungel!«? Wie orientieren wir uns? Folgen wir einem der wenigen befestigten Wege, auf denen die meisten Menschen unterwegs sind und an deren Abzweigungen gut sichtbare Wegweiser stehen? Sind das aber nicht auch die Wege, an denen am ehesten jemand lauert, der uns das Geld aus der Tasche ziehen will? Und was, wenn es uns dort, wo dieser Weg hinführt, gar nicht gefällt? Wollen wir wirklich einem Ziel entgegentrotten, das wir nie gesehen haben?

Sollten wir uns nicht lieber durchs Dickicht schlagen und lernen, den Dschungel zu lesen, in ihn einzutauchen? Die Fähigkeit entwickeln, jede Überraschung anzunehmen und an ihr zu wachsen? Sind wir dann nicht viel flexibler, wenn wir irgendwo ankommen, und können viel eher noch einmal eine andere Richtung einschlagen? Erlangen wir nicht erst dann die nötige Geschmeidigkeit, um die Geheimnisse des Dschungels überhaupt entdecken zu können?

Lassen Sie uns lernen, im Dschungel zu tanzen, ihn zu umarmen! Das mag sich hippiesk anhören, aber ganz ehrlich: Wenn wir diese Fähigkeit erlangen, dann ist es zweitrangig, welchen Weg wir nehmen und wohin er uns führt.

Viele Menschen treiben zum Beispiel vor allem deshalb Sport, weil sie ein Ziel damit verfolgen – etwa eine bestimmte Anzahl von Kilos abzunehmen oder belastbarer zu werden. Was dann passiert, kennen wir alle: Über Selbstdisziplin, Tricks, wie einen festen Termin im Kalender, oder das Anheuern eines Personaltrainers versuchen wir, unseren inneren Schweinehund zu überlisten und an die Kette zu legen. Die Bewegung an sich wird zum Mittel zum Zweck. Das kann eine Zeit lang funktionieren, aber sicher nicht nachhaltig. Denn wir betrügen uns selbst.

Erst wenn es uns gelingt, die Bewegung an sich zu genießen und alles, was sie in dem Moment mit sich bringt, in dem wir sie durchführen, erst dann werden wir aus eigenem Antrieb heraus losziehen.

Wenn wir ständig nur das Ziel im Kopf haben, werden wir für andere Dinge kaum empfänglich sein.

Und am Ende vielleicht sogar noch mehr erreichen als nur unser Ziel. Wenn wir ständig nur dieses Ziel im Kopf haben, werden wir für Dinge wie das Wohlgefühl der erhöhten Durchblutung, das Arbeiten der Muskulatur, den frischen Sauerstoff in unseren Lungen, die Freude an der Geschwindigkeit oder das Zwitschern der Vögel kaum empfänglich sein.

Ich bin immer wieder erstaunt, wenn Menschen mir erzählen, dass sie sich so schlecht zum Laufen motivieren können. Es würde ihnen einfach keinen Spaß machen. Aber anstatt einfach Bewegungsformen auszuprobieren, denen sie mehr abgewinnen können, ziehen sie das Ding mit dem Laufen durch. Und zweifeln irgendwann an ihrem Willen und ihrer Selbstdisziplin, weil doch alle das irgendwie hinkriegen, nur sie selbst nicht. Dabei ist Laufen doch der »Fettkiller Nummer eins«. Mal abgesehen davon, dass dieser Mythos nicht stimmt, ist diese ganze Herangehensweise – entschuldigen Sie bitte – ziemlich dämlich.

Laufen Sie nicht Zielen hinterher, die uns vergessen lassen, das zu trainieren, was wir wirklich brauchen.

Verstehen Sie mich nicht falsch: Es ist hilfreich, eine Vorstellung zu haben, in welche Richtung wir wollen. Aber es ist gefährlich, Zielen zu folgen, die uns einen Tunnelblick einnehmen lassen, in dessen Peripherie die Umgebung verschwimmt. Es ist gefährlich, Zielen zu folgen, die uns vor lauter Fokussierung vergessen lassen, das zu trainieren, was wir wirklich brauchen. Die uns das Gefühl vermitteln, erst am Ziel sei alles gut. Die unsere Lebensfreude lähmen. Hören Sie bitte auf, Zielen hinterherzurennen!

Ich habe vor einiger Zeit eine junge Frau gecoacht, die unbedingt und möglichst schnell 15 Kilo abnehmen wollte. Ich fragte sie, was ihr denn dann, wenn sie ihr Ziel erreicht haben wird, möglich sein und welches Gefühl in ihr dann entstehen würde. Ihr fiel es sehr schwer, das zu beschreiben, aber sie erzählte, dass es durchaus jetzt schon Tage gebe, an denen sie sich besser fühlt, und ihrem Eindruck nach auch besser bei ihren Mitmenschen ankommt. Ich wollte wissen, was an diesen Tagen anders sei, und sie sagte: »Da trage ich ein Kleid.« Und als sie auf meine Nachfrage hin feststellte, dass sie dies nur an maximal einem Tag in der Woche tat, legte ich ihr nahe, sich bis zu unserem nächsten Termin ein neues Kleid zu kaufen und ab sofort so oft wie möglich Kleider zu tragen.

Damit hatten wir natürlich noch nicht das Problem gelöst, aber dieses Beispiel zeigt, dass wir uns vor lauter Zielfokussierung oft gar nicht erlauben, auf die Dinge zu schauen, die unser Leben schon heute, vor Erreichung des Ziels, besser machen können. »Evolution blickt nie in die Zukunft«, schreibt der britische Evolutionsbiologe und Bestsellerautor Richard Dawkins in seinem Buch *Der blinde Uhrmacher. Ein Plädoyer für den Darwinismus.* Heute gut in unserer Umgebung zurechtzukommen, ist tatsächlich das Grundprinzip der Evolution. Und es scheint, als würde es für uns Menschen gerade wichtiger, als es je war.

Es geht nicht darum, jeden Tag »absolutely amazing« zu machen, sondern jeden Tag zu würdigen. Von jedem Tag lernen zu wollen. Ihn bewusst wahrzunehmen und nicht einfach verstreichen zu lassen. Nicht jeder Tag ist ein perfekter Tag. Aber jeder ist wertvoll. Das zu leben ist Herausforderung genug. Wir brauchen keine langfristigen, großen Ziele für unseren Antrieb. Je genauer wir uns die Zukunft ausmalen, desto enttäuschter sind wir, wenn sie nicht auch genau so eintritt. Wenn Sie sich Ziele setzen, dann sollten es überschaubare, greifbare sein, die Sie in Wochen oder Monaten und nicht erst in Jahren oder Jahrzehnten erreichen können. Und zum Festlegen der groben Richtung eignen sich Leitsterne viel besser als Lebensziele: Sie ermöglichen Orientierung, aber sie planieren nicht den Weg durch den Dschungel.

Entdecken Sie Ihre Leitsterne!

Im Gegensatz zu Zielen lassen sich Ihre ganz persönlichen Leitsterne nicht in Zahlen ausdrücken. Sie stehen eher für ein Gefühl. Um
sie zu entdecken, notieren Sie sich einfach mal die Situationen,
Bilder und Momente aus Ihrem bisherigen Leben, in denen Sie am
zufriedensten waren. Je weiter Sie zurückblicken, desto interessan-
ter wird es, weil die Selektion durch das Gedächtnis stärker zum
Tragen kommt. Eines der besten und stärksten Gefühle aus meiner
Kindheit verbinde ich mit dem Nachmittag, an dem ich mit meiner
Grundschulfreundin Anneke an einem einsamen Teich in der Nähe
unseres Dorfes Feuer gemacht und dicke Salamischeiben darüber
geröstet habe – ohne Aufsicht, nach Hause waren es rund 20 Minuten zu Fuß. Und ich erinnere mich an den Tag, an dem ich unzählige Runden hintereinander freihändig auf dem Fahrrad durchs Dorf
gefahren bin.

Viele Menschen, mit denen ich über ihre Erinnerungen spreche,
erzählen von ähnlich »authentischen« Momenten. Wie wir diese
Momente interpretieren, ist erst einmal offen. Ich würde keine
Salamifabrik aufmachen oder Kunstradfahrer werden wollen. Aber
unabhängig zu sein und Verantwortung zu übernehmen, Natur um
mich herum zu haben, das sind tatsächlich Sterne, von denen ich
mich gerne leiten lasse.

Leitsterne sind sehr individuell. Wenn Sie ihnen folgen, wird auch Ihr Weg durch den Dschungel ein eigener sein. Es ist natürlich möglich, dass Sie auf Ihrer Entdeckungsreise Gleichgesinnte treffen. Vielleicht gehen Sie mit einigen von ihnen auch ein Stück weit gemeinsam. Vielleicht sogar ein großes Stück. Aber es kann jederzeit passieren, dass Sie wieder auf sich allein gestellt sind. Und deshalb brauchen Sie die Fähigkeit, sich zurechtzufinden und den Überraschungen des Dschungels zu begegnen. Genau genommen also die Fähigkeiten, die heute mit dem schönen Begriff »Resilienz« beschrieben werden.

Wir stehen ja momentan auf solche Begrifflichkeiten. Fremdwörter, bei denen gleichzeitig Psychologie, Wissenschaft, Sinnhaftigkeit mitschwingt. Aber wissen Sie was: Resilienz ist **Resilienz ist eine Kraft, die in der Natur des Menschen liegt.** nichts anderes als die Fähigkeit, Krisen zu bewältigen und sie als Anlass für Entwicklungen zu nutzen – also eine Kraft, die in der Natur des Menschen liegt. Sie ist längst da. Wir müssen sie nur freilegen. Wenn Sie Ihre natürliche Power entdecken, wird es Ihnen auch möglich sein, Ihren Leitsternen folgend durch den Dschungel zu tanzen.

Ab Seite 50 beleuchte ich die Wurzeln dieser natürlichen Power näher – ich nenne sie »Power Roots«. Die »Power Roots« werden Sie fit machen für Ihren eigenen Weg. Mit ihrer Hilfe können Sie richtig erfolgreich werden. Denn Erfolg ist ursprünglich nur ein anderer Begriff für Glück. Mit dem Erreichen von Zielen hat er nichts zu tun.

ZUSAMMENFASSUNG

- Instinkte und Intuition wurden über Jahrzehnte hinweg verklärt oder ignoriert, sind aber wichtige Ratgeber auf dem Weg zu gesunden Entscheidungen.

- Ziele sind als Motivationsimpulse nicht mehr zeitgemäß – viel wichtiger ist heute (analog zur Evolution) die Anpassungsfähigkeit bzw. der Umgang mit Veränderung.

- Auch ohne konkretes Ziel ist Veränderung erstrebenswert und machbar.

- Leitsterne können den Weg weisen, ohne ihn vorzugeben.

- Wir leben in einer Zeit, in der wir Erfolg neu definieren müssen: als Fähigkeit, unser Leben selbstbestimmt und energievoll zu gestalten.

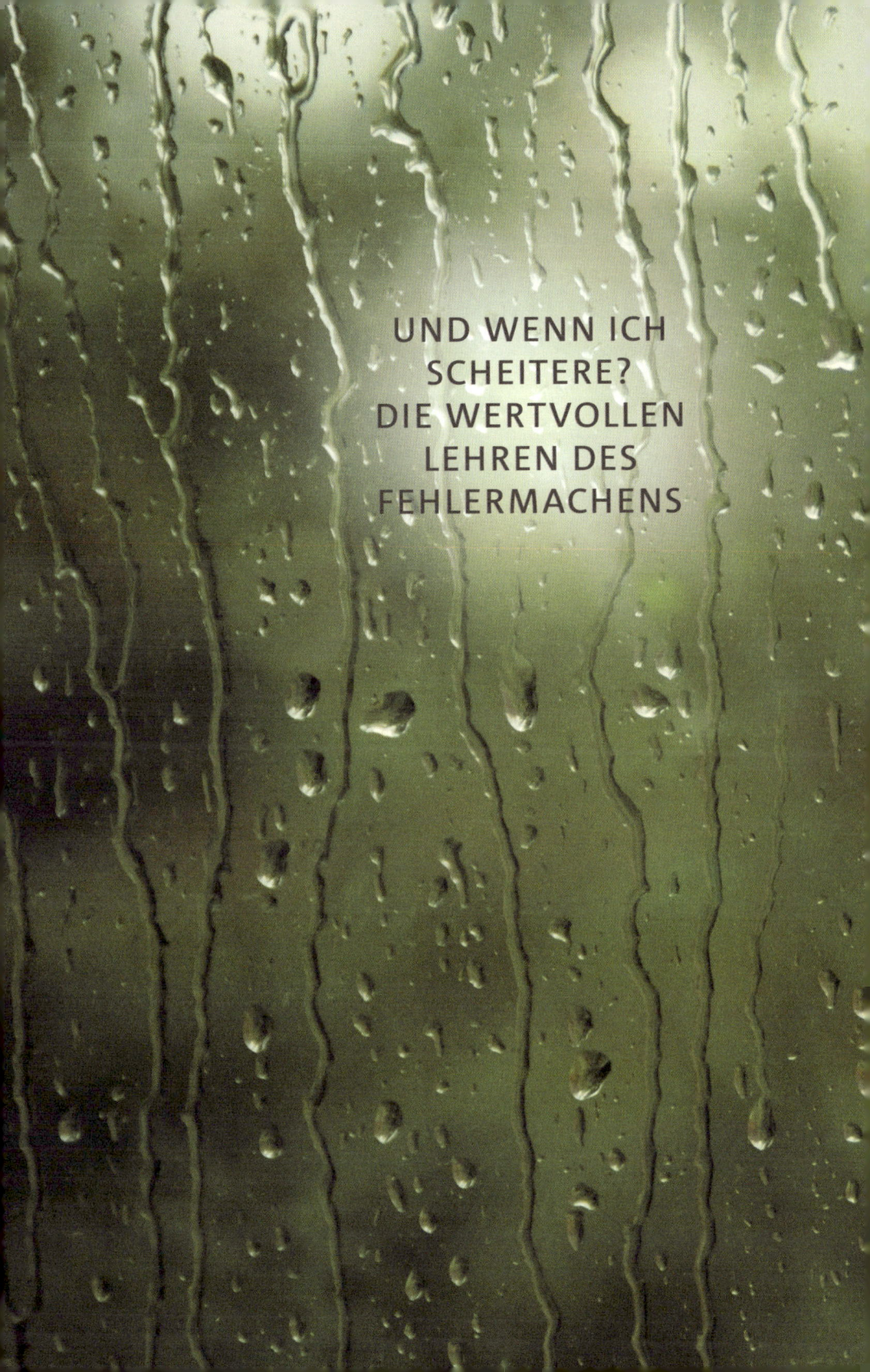

UND WENN ICH
SCHEITERE?
DIE WERTVOLLEN
LEHREN DES
FEHLERMACHENS

Und wenn ich scheitere?
Die wertvollen Lehren des
Fehlermachens

Die Erkenntnis, sich verrannt zu haben oder nicht voranzukommen, kann sehr unangenehm sein. Und wenn wir nicht gelernt haben, mit Überraschungen umzugehen, kann sie uns sogar handlungsunfähig machen. Umso wichtiger ist es für Sie, sich mit Ihren natürlichen Kraftquellen zu beschäftigen. Denn sie werden Ihnen helfen, Scheitern in Erfolg umzumünzen.

Mut entsteht aus der Fähigkeit, heikle Situationen nüchtern zu analysieren und es beim nächsten Mal anders zu machen.

Für ein Motivationsinterview habe ich mich einmal mit der norwegischen Kajakfahrerin Mariann Saether unterhalten. Ich wollte wissen, woher ihr Mut kommt, sich als einzige Frau der Welt mit den größten männlichen Draufgängern 20 Meter hohe Wasserfälle hinabzustürzen. Ihre Antwort war sehr klug: »Ich glaube nicht, dass wir mutig oder ängstlich geboren werden. Und Frauen sind auch nicht weniger mutig als Männer«, sagte sie. »Mut entsteht aus der Fähigkeit, heikle Situationen nüchtern zu analysieren und es beim nächsten Mal anders zu machen. Immer wieder. Das schaffen Männer oft besser als Frauen. Mir fällt auf, dass Frauen auf Fehler eher emotional reagieren und schneller die eigenen Fähigkeiten infrage stellen. Dabei ist das ständige Scheitern ein wichtiger Bestandteil des Gelingens.«

Was wir gerne als Fehler bewerten, sind im Prinzip lediglich Informationen, Rückmeldungen zu unserem Handeln. Und die sind unglaublich wertvoll. Zweifeln Sie niemals an sich selbst, weil Sie an etwas gescheitert sind oder einen Fehler gemacht haben! Nehmen Sie die Information mit, trainieren Sie Ihre Fähigkeiten, versuchen Sie es anders oder fragen Sie sich, ob Sie Ihre Energie überhaupt in das Richtige stecken.

Thema Fehler

Wenn wir das Scheitern und Fehlermachen als Informationsquelle sehen, dann werden wir im besten Fall eine regelrechte Lust darauf entwickeln. Damit meine ich nicht, dass wir uns ohne Rücksicht auf Verluste in Gefahren begeben sollten, die wir nicht einschätzen können. Aber wenn wir in vielen kleinen heiklen Situationen Erfahrungen sammeln, dann wird sich die Grenze zur Gefahr für uns verschieben – und wir werden dort, wo andere zittern, ganz gelassen sein. Wo die Angst ist, da geht's lang.

Wenn Sie alte Menschen bitten, auf ihr Leben zurückzublicken und zu überlegen, was sie gerne anders gemacht hätten, werden die wenigsten von ihnen Dinge aufzählen, die sie angepackt haben. Sie werden eher von den Dingen erzählen, die sie gerne angepackt hätten. Meine Mutter hätte gerne ihren Traum verwirklicht, Medizin zu studieren. Mein Vater wäre gerne mehr barfuß durchs Watt gelaufen. Der einzige Fehler, den Sie machen können, ist es, Dinge nicht zu tun, weil Sie Angst davor haben, Fehler zu machen.

»Es mag sein, dass ein Schiff sicherer ist, wenn es im Hafen liegt. Doch dafür werden Schiffe nicht gebaut« stellte Paulo Coelho einmal treffend fest.

Sich selbst das Scheitern, Fehler, Missgeschicke bis hin zu Trauer und Schmerzen zu erlauben, ist eine wunderbare Fähigkeit. Ich freue mich mittlerweile darüber, dass ich mich nicht vollends im Griff habe. Es sind doch die

Ich freue mich mittlerweile darüber, dass ich mich nicht vollends im Griff habe.

Kontraste, die uns nach vorne bringen und uns wachsen lassen. Erfolgreiche Selbstführung gelingt nicht, wenn wir zur daueropti- mistischen Perfektionsmaschine mutieren, sondern wenn wir Hö- hen und Tiefen würdigen und das volle Repertoire unseres eigenen persönlichen Systems erkunden.

ZUSAMMENFASSUNG

- Im vermeintlichen Scheitern liegen wertvolle Informa- tionen.

- Intuitives Analysieren, ständiges Ausprobieren und Nachjustieren sind die Schlüssel für den Umgang mit heiklen Situationen.

- Höhen und Tiefen sind normal und hilfreich – wir sollten sie würdigen, um das volle Repertoire unseres Systems zu erkunden.

TEIL 2

ENDLICH NEUE WEGE GEHEN

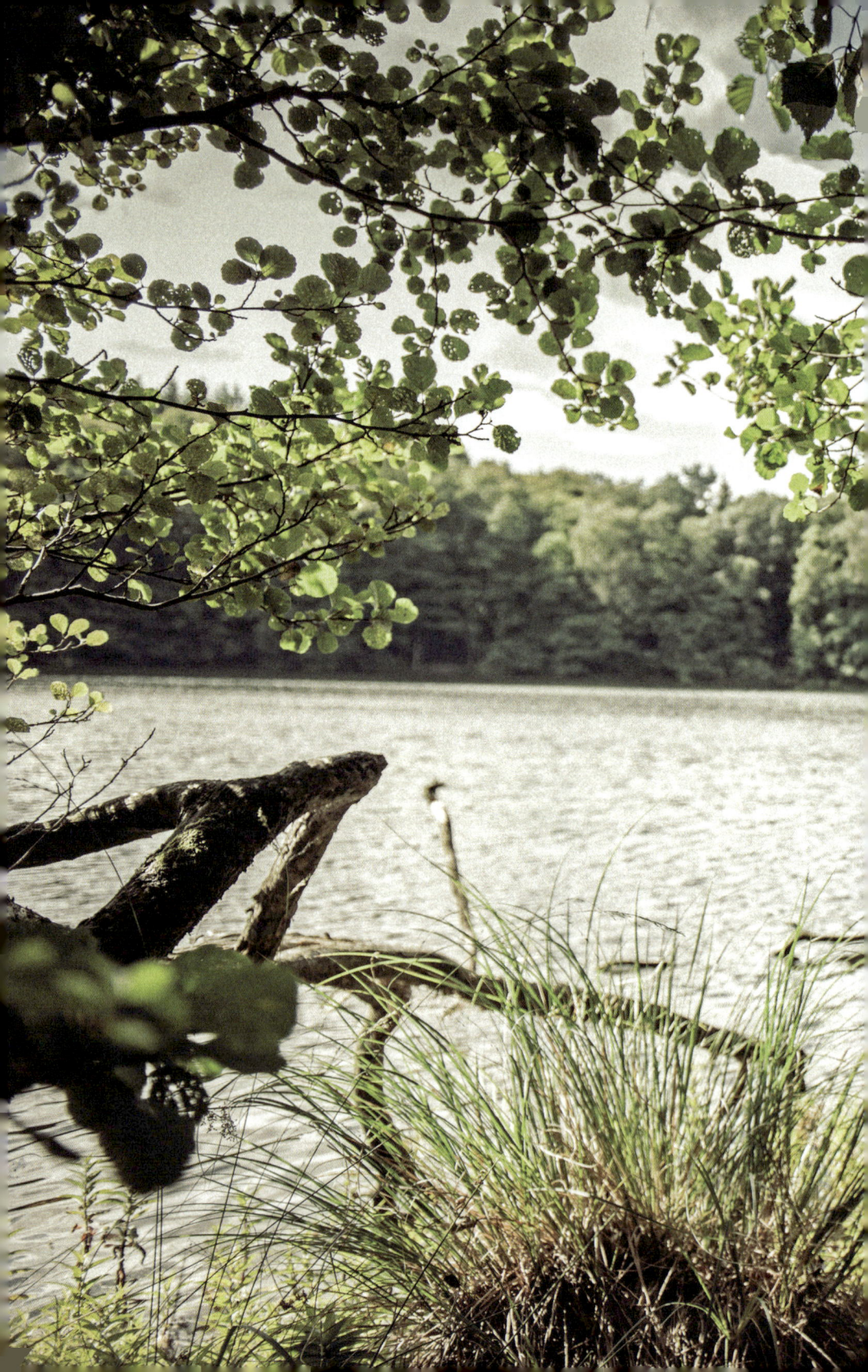

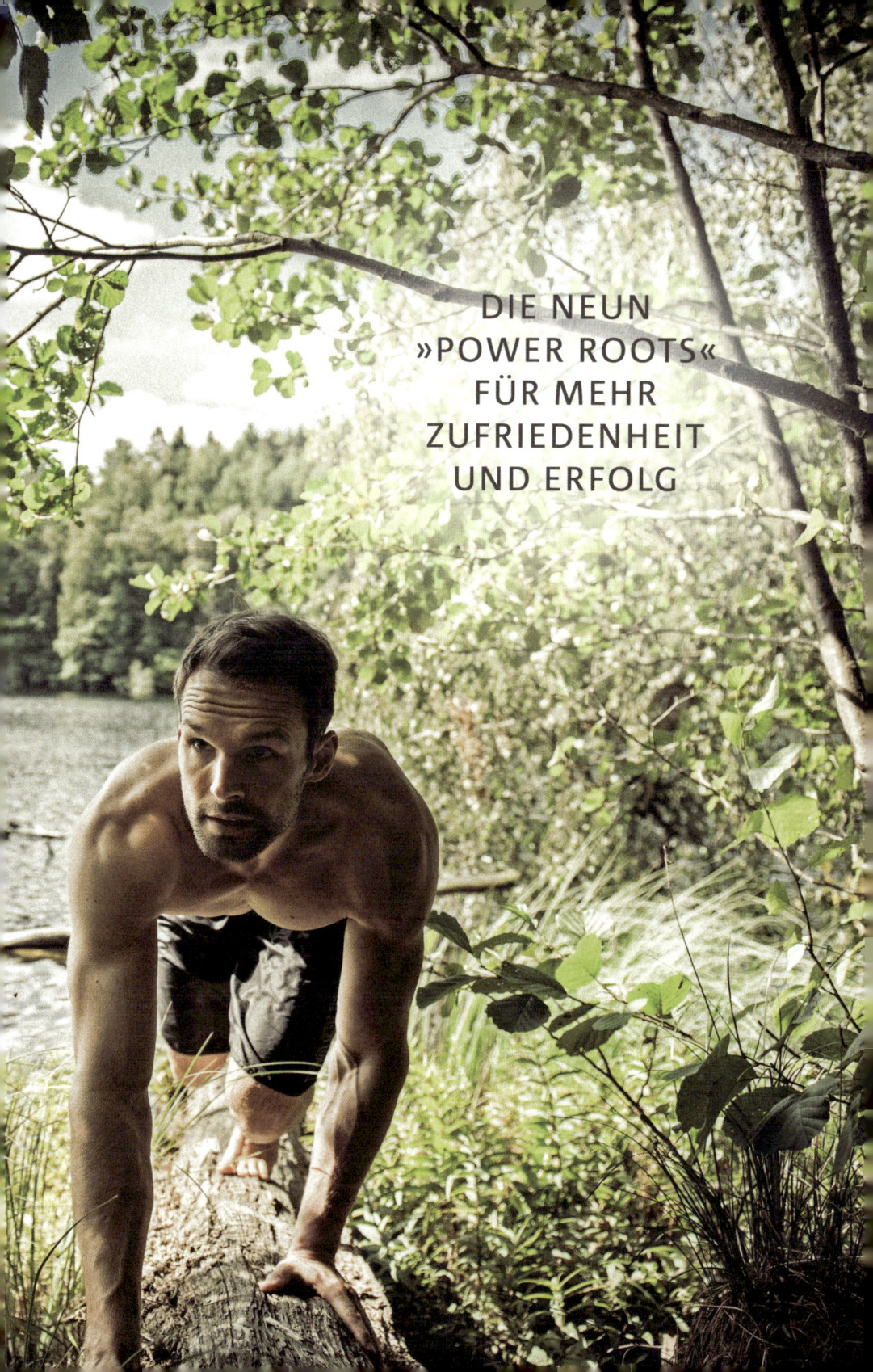

DIE NEUN
»POWER ROOTS«
FÜR MEHR
ZUFRIEDENHEIT
UND ERFOLG

Die neun »Power Roots« für mehr Zufriedenheit und Erfolg

Was mühen wir uns oft an der Oberfläche ab, rackern uns mit »Skills« ab, die uns besser, schlauer, gesünder und erfolgreicher machen sollen, lernen »Tools« und hoffen, in wichtigen Situationen auf diese zurückgreifen zu können. Dabei zieht ein Mann (oder eine Frau!) wie ein Baum seine Energie aus den Wurzeln. Sie versorgen uns mit allen Nährstoffen, die wir brauchen, um zu wachsen, um zu einer in sich ruhenden Erscheinung zu werden, die die Landschaft um uns herum prägt. Egal wie groß ein Baum ist – sind die Wurzeln zu schwach, wird aus den Blättern nie etwas. So ist es auch bei uns: Wir versuchen unsere Blätter zu päppeln und wundern uns, dass die Probleme und Sehnsüchte bleiben.

Ich stelle Ihnen im Folgenden die neun Wurzeln vor, aus denen sich unsere natürliche Power speist: die neun »Power Roots«. Tun Sie sich selbst den Gefallen und prüfen Sie bei jeder einzelnen genau, ob Sie sie bereits nutzen. Und wenn ja, fragen Sie sich, ob sie wirklich so stark ist, wie sie sein kann. Auf Seite 164 finden Sie ein Arbeitsblatt, auf dem Sie selbst ganz übersichtlich notieren können, wie ausgeprägt jede einzelne Ihrer neun »Power Roots« heute ist. So erkennen Sie schnell, wo sie etwas tun sollten.

Die individuelle Power, Kraft oder Energie wird jetzt und in Zukunft noch viel mehr darüber entscheiden, ob wir zufrieden und erfolgreich sind, als sie es ohnehin schon tut. Denn die Verantwortung für unser Wohlbefinden liegt einfach immer mehr bei uns selbst.

Im Grunde tut sie das natürlich schon seit eh und je, nur nimmt uns jetzt niemand mehr diese Verantwortung ab. Und das ist neu. Das Deutsche Zukunftsinstitut in Kelkheim stellt in seinem Dossier zum Megatrend »Healthness« fest: »Als Individuen müssen wir uns fragen: Wie viel Energie können wir nutzen?«

Die Verantwortung für unser Wohlbefinden liegt immer mehr bei uns selbst.

Wenn Sie die neun »Power Roots« konsequent entwickeln, werden Sie sehr viel Energie nutzen können, das verspreche ich Ihnen. Nur vergessen Sie nicht: Weder Energie noch Power stehen dabei für Vollgas, Daueroptimierung und Perfektion. Sie stehen für die Kraft, an Höhen und Tiefen zu wachsen.

ZUSAMMENFASSUNG

- Die Verantwortung für unser Wohlbefinden, unsere Gesundheit und unseren Erfolg liegt immer mehr bei uns selbst.

- Wir ziehen unsere Energie aus unseren Wurzeln.

- Die neun »Power Roots« stehen modellhaft für diese energiespendenden Wurzeln. In ihnen liegt enormes ungenutztes Potenzial.

- Daueroptimierung und Perfektion sind nicht erstrebenswert, sondern das Entwickeln der Kraft, die uns an Höhen und Tiefen wachsen lässt.

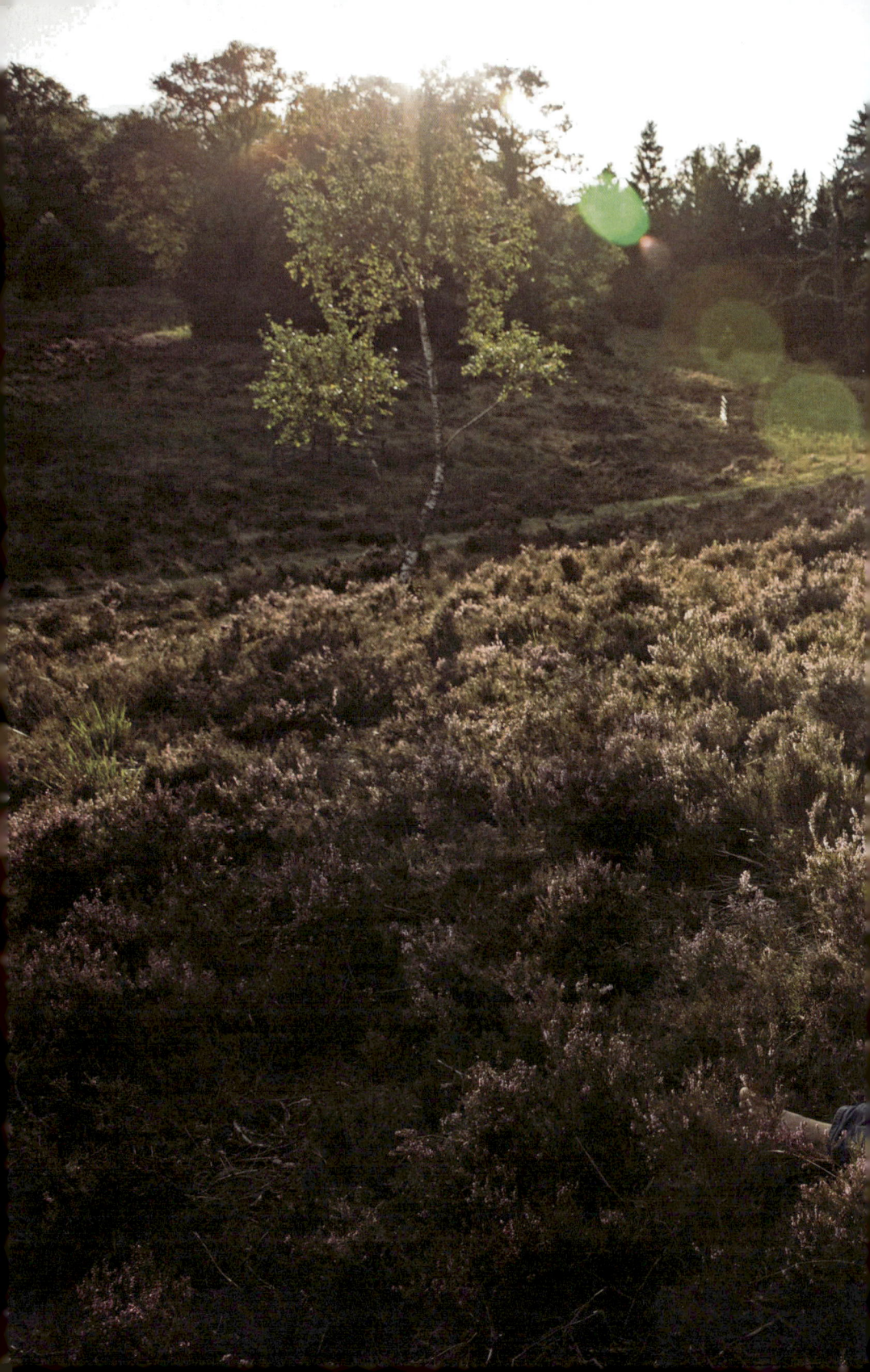

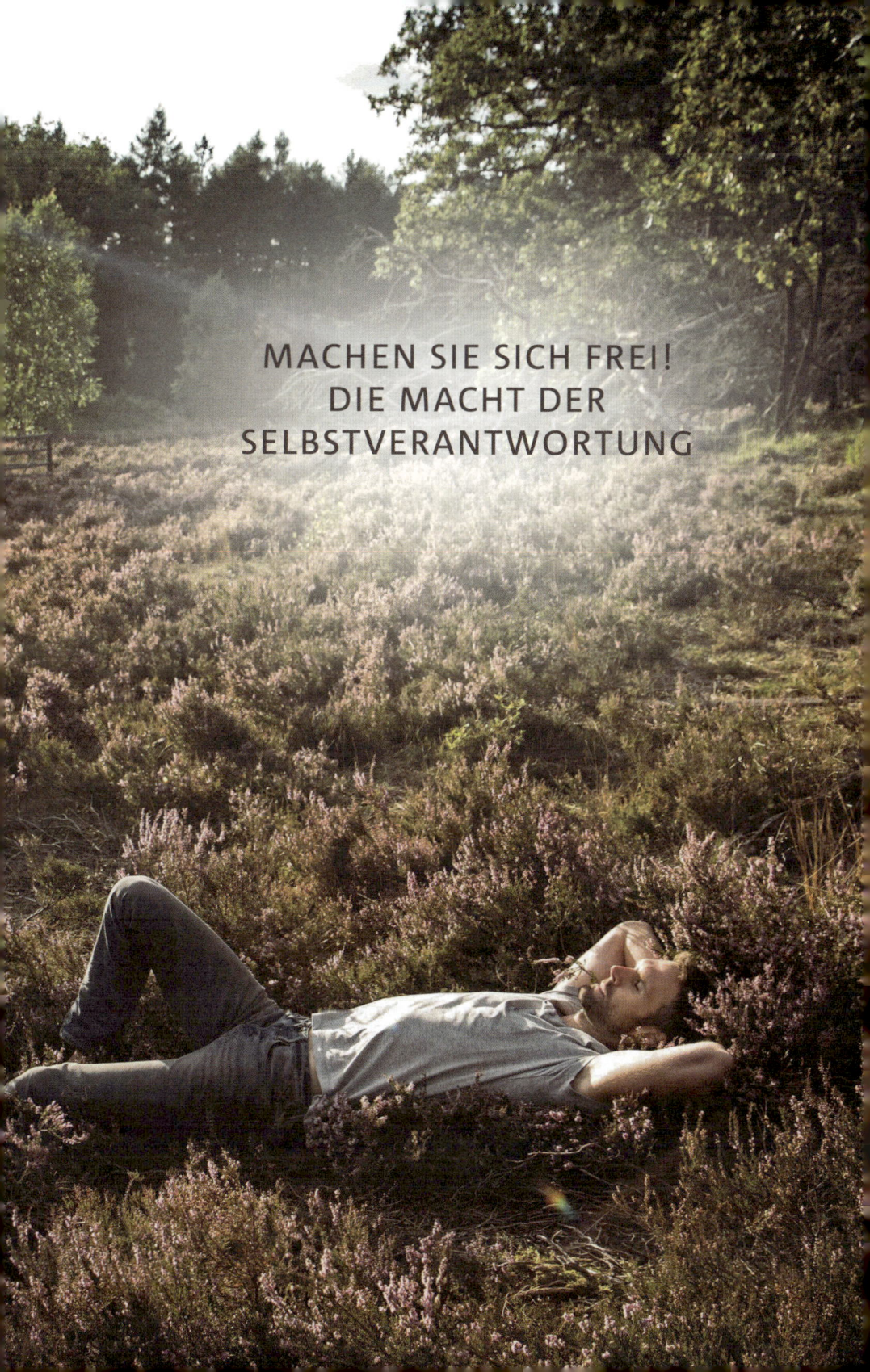

MACHEN SIE SICH FREI!
DIE MACHT DER
SELBSTVERANTWORTUNG

Machen Sie sich frei! Die Macht der Selbstverantwortung

Warum wir alles infrage stellen und rechtzeitig handeln müssen

Nicht andere für sich entscheiden lassen zu wollen, ist die stärkste Wurzel nachhaltiger Motivation.

Haben Sie schon einmal den Job gewechselt? Was denken Sie, würde sich für Sie besser anfühlen: selbst zu kündigen, also freiwillig zu gehen, oder gekündigt zu werden? Kennen Sie das Gefühl, von einem Partner, den Sie lieben, verlassen zu werden? Eine Beziehung aus freien Stücken und guten Gründen zu beenden, ist zwar auch kein schönes Gefühl, gewiss nicht. Aber doch ist die Ohnmacht meist erdrückender, wenn der andere geht. Selbst die Weichen zu stellen und nicht andere für sich entscheiden zu lassen, eigenständig Lösungen zu entwickeln und nicht einfach gelernte Standards zu implementieren, ist die stärkste Wurzel nachhaltiger Motivation.

Lassen Sie uns kurz beim Jobwechsel und der Beziehung bleiben. Ich selbst habe bei genau diesen zwei Beispielen erfahren, wie verführerisch die gut gemeinten Ratschläge von außenstehenden, mir zwar wohlgesonnenen, aber in der Sache letztlich völlig ahnungslosen Menschen sein können: »Bist du des Wahnsinns, diesen Job aufzugeben? Überlege dir das gut! Sowas findest du nie wieder!« Okay, nüchtern betrachtet gab es tatsächlich viele Argumente für den Redaktionsposten bei der *Fit for Fun*: vernünftiges Gehalt, unbefristeter Vertrag, geregelte Arbeitszeiten, viele Reisen in tolle Länder,

Interviews mit Topsportlern und anderen Promis, große Geschichten in großer Auflage. Nur: Keiner von denen, die mir Ratschläge erteilten, hat den Job je gemacht. Und für mich hat er sich eben nicht mehr richtig angefühlt. Meine Prioritäten hatten sich verschoben. Es war Zeit zu gehen und etwas Neues zu beginnen.

Erstaunlicherweise kannte ich dieses Muster bereits. Als ich vor langer Zeit meine damalige Partnerin verließ, erklärten mich viele für verrückt, vor allem die Männer in meinem Umfeld. »Ihr habt ja recht. Sie ist unglaublich schön, witzig und warmherzig«, sagte ich. »Aber ihr wart nicht mit ihr zusammen!« Und als meine Eltern sich trennten, war das nicht nur höchste Eisenbahn, sondern viel zu spät. Sie hatten ihre Selbstbestimmung unter dem in diesem Fall bleischweren Teppich des christlichen Gebots »Du sollst nicht ehebrechen« erstickt.

Ich will damit nicht sagen, dass es sich nicht lohnen kann, für einen Job oder eine Beziehung durch Täler zu gehen. Ich will auch nicht dafür appellieren, jeden Rat in den Wind zu schlagen. Im Gegenteil: Entscheidend ist nur, ob es uns gelingt, unsere Gefühle, Erfahrungen und Intuition als letzte Instanz zu installieren oder ob wir so handeln, wie es andere von uns erwarten.

Ein System kann sich nur aus sich selbst heraus nachhaltig verändern. Eigene Lösungen sind immer gute Lösungen. Oder schmeckt Saft nicht gleich viel besser, wenn er selbst gepresst ist? Macht es uns nicht stolzer, selbst auf einen Berg zu steigen, als uns hoch fliegen zu lassen? Was ist das für ein archaisch gutes Gefühl, ein Lagerfeuer zu entzünden – ohne Brennspiritus! Ich habe vor Kurzem zum ersten Mal selbst einen Tisch gebaut. Der ist so uneben, dass jeder Stift von ihm herunterrollt, aber hey – er ist mein Tisch. Schon im Kleinen, im Alltäglichen zeigt sich, wie viel verborgene Kraft im selbstbestimmten Handeln liegt. Auf beruflicher Ebene beneiden wir oft diejenigen, die in der Position sind, selbst Dinge entscheiden zu können, oder die, die sich selbstständig gemacht haben und jetzt ihr eigener Chef sind. Ein nachgeordneter Rang im beruflichen Umfeld erhöht Untersuchungen zufolge sogar das Krankheitsrisiko und senkt die Lebenserwartung.

Das eigene System hin und wieder von außen durchrütteln zu lassen, damit sein Inneres in Bewegung gerät und sich neu sortieren kann, ist dabei allerdings sehr hilfreich. Wir brauchen diese Impulse.

Von der ersten Minute unseres Lebens an befindet sich unsere natürliche Power in einem Eiertanz mit den klugen Ratschlägen anderer und den Konventionen der Kultur, in die wir hineingeboren werden. Vieles, was wir von anderen hören, hilft uns zu lernen und zu wachsen. Das meiste aber sorgt dafür, dass unsere natürlich spielerischen Triebe nach und nach gekappt werden. Als Kinder wurden wir zum Beispiel früh gezwungen, beim Essen zu sitzen. Obwohl das völlig unnatürlich ist. Später haben wir in der Schule gesessen (oder besser: wir sind nervös auf unserem Stuhl hin- und hergerutscht), heute sitzen wir im Büro und vor dem Fernseher. Und das Schlimmste: Wir haben es uns nicht nur längst bequem gemacht, wir zwingen heute unsere eigenen Kinder zu sitzen.

Die große Kunst ist es, irgendwann einmal alles infrage zu stellen. Die große Kunst ist es, irgendwann einmal zu beginnen, alles infrage zu stellen. Alles. Alles und vor allem die Dinge, die Ihnen am selbstverständlichsten erscheinen. Wenn Sie das tun, werden Sie sicher schnell das Bedürfnis verspüren, Dinge anders zu machen. Situationen zu ändern. Gehen Sie diesem Bedürfnis nach! Auch wenn es erst einmal vermeintlich kleine Dinge oder unbedeutende Situationen sind. Es ist vielleicht nicht immer einfach, aber es wird sich gut anfühlen. Sie werden weitermachen wollen. Und das sollten Sie auch.

Formulieren Sie selbstbewusst!

Achten Sie mal darauf, wie oft sie das Wort »man« benutzen, und versuchen Sie, es jedes Mal zu ersetzen. Das geht nicht immer, aber in 90 Prozent der Fälle passt ein »ich«, »wir«, »ihr«, »meine Kollegen«, »die meisten Frankfurter« oder ein anderer konkreter Begriff besser. Je öfter Sie dabei »ich« sagen, desto besser. Ich habe als Kind regelmäßig die Augen verdreht, wenn mein Vater sagte: »Man sind immer die anderen.« Aber er hatte recht. Alleine das Fokussieren auf dieses Detail kann Ihre Lebenseinstellung grundlegend verändern.

So viel zur Selbstbestimmung. Werfen wir einen Blick auf die Selbstverantwortung. Waren Sie schon einmal in einem Hochseilgarten? Tausende von Unternehmen haben ihre Mitarbeiter in den letzten 20 Jahren durch diese Teambuilding-Parks gejagt. Und grundsätzlich steckt dahinter auch ein sinnvoller Gedanke. Es geht um Mut, um Balance und ja, um Verantwortung. Nur: Klassische Outdoor-Trainingsmaßnahmen hemmen die Verantwortung meist mehr, als dass sie sie stärken. Warum? Weil wir uns auf Sicherungen verlassen, die andere für uns eingebaut haben. Wir hängen zu jeder Sekunde an sorgfältig überprüften Seilen und Haken und haben bei jedem Schritt im Unterbewusstsein: Mir kann hier nichts passieren. Aber genau so gehen wir doch schon durch den Alltag. Wir verlassen uns darauf, dass andere eine Sicherung eingebaut haben.

Auf den Shirts, die ich bei meinen Workshops und Trainings in der Natur trage, steht groß: »Don't follow. Explore!«. Und genau das schärfe ich den Teilnehmern jedes Mal gleich zu Beginn noch einmal ganz bewusst ein: »Ihr übernehmt die Verantwortung für das,

Über den Baum

Balancieren Sie mal über einen liegenden Baumstamm! Nicht in
zehn Metern Höhe, sondern am Boden. Das wird Ihnen je nach
Dicke des Baumstamms mehr oder weniger leichtfallen. Und dann
suchen Sie sich einen ähnlich dicken Baumstamm oder Ast (es
kann auch ein Geländer oder Zaun sein) in einem Meter Höhe.
Versuchen Sie wieder, darüber zu balancieren. Sie werden merken,
was für einen gewaltigen Unterschied das macht. Obwohl es völlig
ungefährlich ist. Denn selbst wenn Sie aus einem Meter Höhe fallen sollten, wird Ihnen nichts passieren. Vorausgesetzt, und darum
geht es bei dieser Übung, dass Sie die Verantwortung übernehmen
und all Ihre Sinne aktivieren, also im Blick haben, was unter Ihnen
und vor Ihnen ist, ob Sie feste oder brüchige Rinde unter den
Füßen haben usw. Vermutlich werden Sie sich gar nicht erst auf
den Stamm in einem Meter Höhe wagen, wenn Sie auf dem am
Boden liegenden noch keine Sicherheit haben. Das ist Selbstverantwortung. Die eigenen Fähigkeiten einschätzen zu können und sie
als Basis zu nehmen, um hellwach und Schritt für Schritt Neues zu
wagen.

was ihr heute tut. Macht nicht einfach stumpf Dinge nach! Entdeckt! Auch wenn ich versuche, euch aus der Komfortzone zu locken, auch wenn ich euch vielleicht provoziere, ihr seid für euch
verantwortlich.«[*]

---

[*] Was selbstverständlich nicht bedeutet, dass ich mich auf diese Weise von
meiner Sorgfaltspflicht als Coach oder den gesetzlichen Haftungsregelungen
befreie.

Ich erinnere mich an ein Seminar, für das wir ein Seil quer über einen Fluss gespannt hatten. Einige Teilnehmer trauten sich tatsächlich hinüberzuklettern. Die einzige Sicherung bestand darin, dass ich im hüfttiefen Wasser unter ihnen stand. Ich war beeindruckt, was viele dort – frei an dem Seil baumelnd – für Kräfte freisetzten. Mein Trainerkollege Tony ermunterte die zögernden Teilnehmer am Ufer, ihre Ängste zu überwinden und es auch zu versuchen. Mit Erfolg: Eine körperlich sehr fitte Abteilungsleiterin mit leichter Höhenangst gab sich einen Ruck. Und sie war super unterwegs – bis ihr in der Mitte des Flusses offenbar sehr plötzlich die Kräfte schwanden. Ich wollte ihr gerade helfen, sich kontrolliert herunter ins Wasser zu lassen, da ließ sie wie aus dem Nichts einfach los und plumpste mehr als unsanft rücklings in den Fluss. Das Erste, was sie sagte, als sie kurz darauf platschnass und leicht geschockt (aber unversehrt) wieder auftauchte, war: »Ich hab doch gesagt, dass ich nicht will.«

Das war für die meisten erst lustig, dann kippte die Stimmung und wurde von einem unausgesprochenen »Oh-Mann-das-war-echt-heftig« durchzogen. Nachdem die Teilnehmerin sich umgezogen hatte und in frischen Klamotten wieder zurück war, nahmen wir die Situation deshalb gemeinsam noch einmal reflektierend auf: Was war passiert? Welche Konsequenzen hat dieses Erlebnis für das Handeln der Teilnehmerin in der Zukunft? »Ich werde beim nächsten Mal oder in einer ähnlichen Situation mehr auf meine eigene Stimme hören. Und erst einmal Sicherheit in der Sache gewinnen, bevor ich mich in ein Umfeld begebe, das mir Angst einflößt.« Diese persönliche Selbstverantwortungserkenntnis wird lange präsent und abrufbar bleiben.

»Ich werde beim nächsten Mal oder in einer ähnlichen Situation mehr auf meine eigene Stimme hören.«

In unserer Welt der endlosen Möglichkeiten ist Selbstbestimmung das neue Statussymbol. Aber Selbstbestimmung ohne Selbstverant-

Raus aus dem Jammertal

Achten Sie einen Tag lang ganz bewusst darauf, wie oft Sie über etwas (egal was!) jammern oder sich beschweren. Und dann versuchen Sie einen Tag lang nicht zu jammern oder sich zu beschweren! Das schaffen Sie locker? Bitte! Analysieren Sie für sich, ob Sie sich an diesen beiden Tagen jeweils anders gefühlt haben. Sehr oft ist schon das Heraustreten aus der Opferrolle ein großer Schritt zu mehr Selbstverantwortung und damit zu mehr Zufriedenheit und Erfolg. Sollten Sie allerdings wirklich und dauerhaft unter bestimmten Umständen leiden, ändern Sie sie! Es wird niemand anders für Sie tun.

wortung ist letztlich nur Selbstgefälligkeit. Auf diesem schmalen Grat wandelt auch die viel beschriebene Generation Y, die wie keine vor ihr sehr klar ihre individuellen Vorstellungen von Lebensqualität formuliert und auch durchsetzt – ob im beruflichen oder privaten Kontext.

Selbstbestimmt zu handeln, bedeutet nicht, egoistisch zu sein. Lassen Sie sich das nicht einreden! Selbstbestimmt zu handeln, bedeutet nicht, allein durchs Leben zu gehen und alles besser zu wissen. Aber wer selbstbestimmt handelt, wählt seine Weggefährten und Ratgeber aus Überzeugung – und ist kein Mitläufer.

Selbstverantwortung ist, wenn wir handeln, sobald unser System überfordert ist. Und skurrilerweise kann das zum Beispiel auch dann passieren, wenn unser Arbeitgeber oder unser Partner uns zu mehr

Selbstbestimmung verdonnert. Unfreiwillig auferlegte Selbstbestimmung führt nämlich schnell zu einem Stottern im System. Deshalb endet das bewusste Auflösen der Grenze zwischen Arbeit und Freizeit (das von immer mehr Unternehmen erprobt wird) meist damit, dass wir mehr arbeiten und noch ungesünder leben als vorher.

»Lasst den Lärm der Stimmen anderer nicht eure eigene Stimme ersticken«, hat Apple-Gründer Steve Jobs einmal in seiner bewegenden Stanford-Rede vor Studenten gesagt. »Folgt eurem Herzen und eurer Intuition. Sie wissen bereits, was ihr wirklich werden wollt.« Warum die Intuition so wertvoll ist und wie Sie sie nutzen können, um gesunde Entscheidungen zu treffen, erfahren Sie im folgenden Kapitel.

Tauziehen

Stellen Sie sich vor, Sie würden gegen jemanden im Tauziehen antreten, der deutlich stärker ist als Sie selbst. Zwischen Ihnen liegt ein Abgrund. Und so sehr Sie sich auch reinhängen und anstrengen, nicht in den Abgrund gezogen zu werden, kommt er doch immer näher. Was tun? Wie können Sie dem drohenden Absturz entgehen? Die einzig sinnvolle Entscheidung, die Sie in dieser Situation treffen können, ist: loslassen. Sie können diese Übung auch in der Praxis mit einem Partner durchführen. Natürlich nicht an einem Abgrund, sondern zum Beispiel mit Markierungen am Boden – und am besten auf Sand oder einem ähnlich weichen Untergrund. Überlegen Sie, ob es in Ihrem Leben Menschen oder Probleme gibt, mit denen Sie sich schon lange abkämpfen. Vielleicht sollten Sie diese einfach selbstbestimmt loslassen. Sie werden sich danach höchstwahrscheinlich sehr befreit fühlen. Ein dramatisches Beispiel für den Schmerz, aber auch die manchmal unabdingliche Notwendigkeit des Loslassens hat übrigens der amerikanische Abenteurer Aron Ralston geliefert. Beim Klettern in einer Felsspalte klemmte er sich den Arm so unglücklich ein, dass ihm nach fünf einsamen Tagen und Nächten ohne Nahrung nur noch eine Möglichkeit blieb: den eigenen Arm mit dem Taschenmesser zu amputieren. Ralston überlebte. Seine Geschichte wurde vor vier Jahren in dem Film *127 Hours* erzählt und ließ Millionen von Zuschauern auf der ganzen Welt den Atem stocken.

ZUSAMMENFASSUNG

- Ein System kann sich nur aus sich selbst heraus verändern.

- Alles Gelernte auf den Prüfstand zu stellen, ist ein wichtiger Schritt auf dem Weg zu einem selbstbestimmten
Leben.

- Wir sollten lernen, die eigenen Fähigkeiten einzu-
schätzen, und auf ihrer Basis Neues wagen.

- Ohne Selbstverantwortung ist Selbstbestimmung nur
Selbstgefälligkeit.

- Selbstverantwortung bedeutet unter anderem zu handeln, wenn unser System überfordert ist.

- Selbstbestimmung kann nicht verordnet werden.

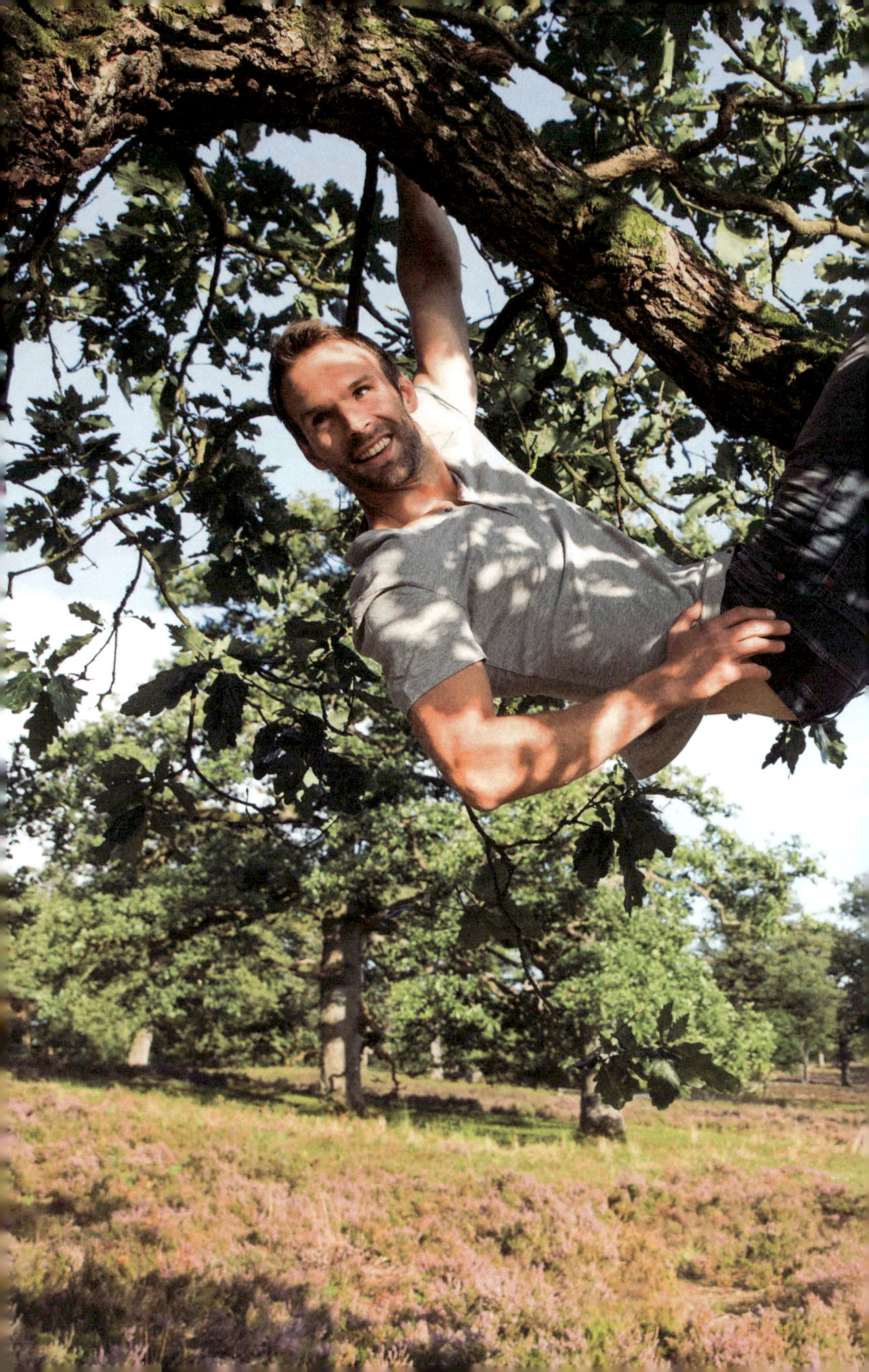

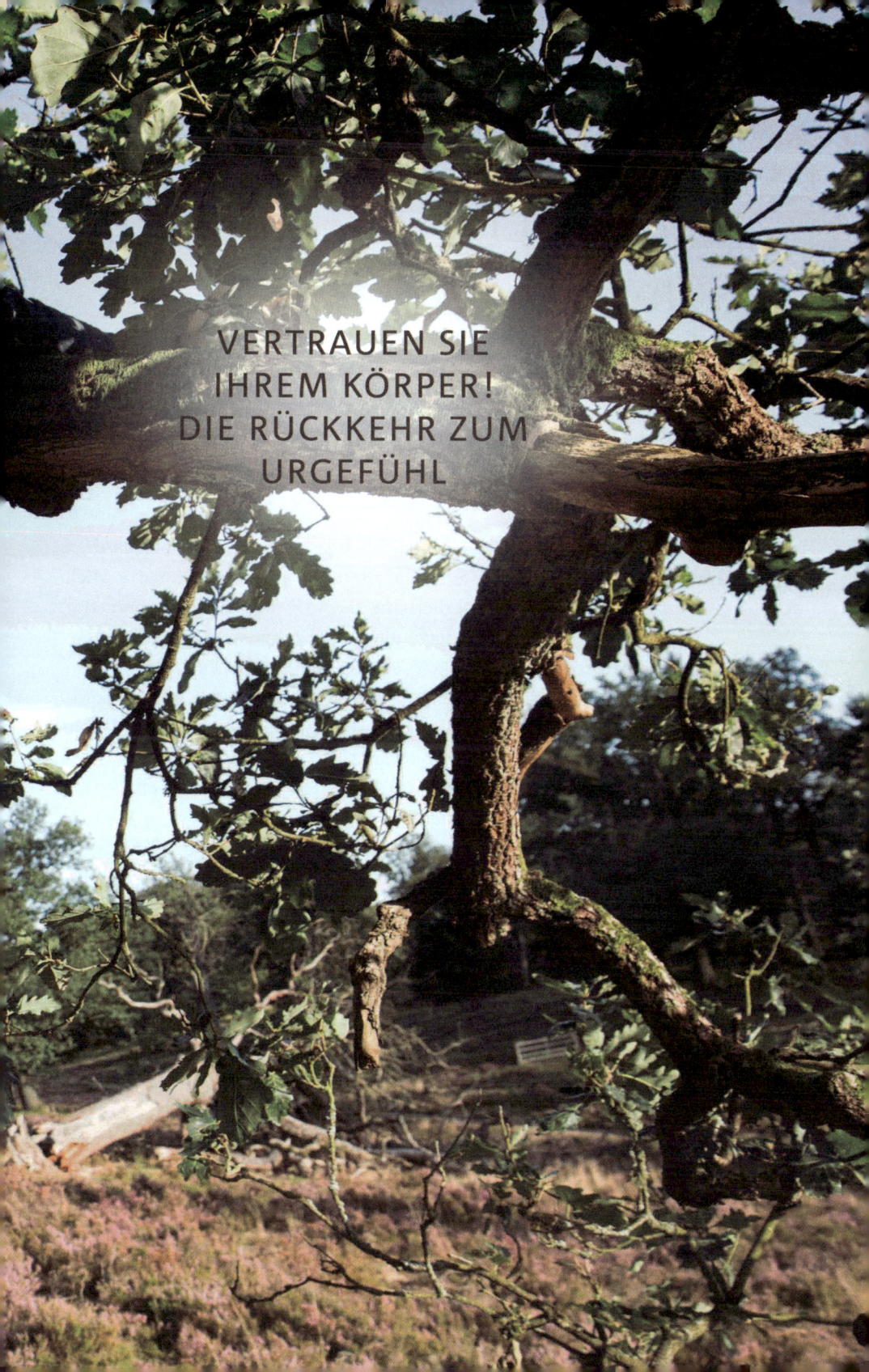

VERTRAUEN SIE
IHREM KÖRPER!
DIE RÜCKKEHR ZUM
URGEFÜHL

Vertrauen Sie Ihrem Körper! Die Rückkehr zum Urgefühl

Wie wir es schaffen, gesunde Entscheidungen zu treffen

Denken Sie mal eine Minute an nichts! Jetzt. Buch zur Seite! Eine Minute.

Tut gut, oder? Ob es Ihnen tatsächlich gelungen ist, Ihre Gedanken auszuschalten, ist an dieser Stelle allerdings gar nicht relevant. Mich interessiert, wie Sie körperlich auf die Aufgabe reagiert haben. Haben Sie sich bequem hingesetzt, die Augen zugemacht, tiefer geatmet oder die verspannten Muskeln etwas losgelassen? Egal was es war, vermutlich ging die eigentlich ja rein mentale Übung mit körperlichen Reaktionen einher. Das zeigt: Psychische, kognitive und körperliche (übrigens auch emotionale!) Prozesse bedingen einander. Immer. Das erkennt auch die Wissenschaft mehr und mehr – was unter anderem dazu führt, dass es in Bezug auf das System Mensch so viele interdisziplinäre Forschungsprojekte gibt wie noch nie.

Wenn wir uns nur von unserem Kopf leiten lassen, wird der Output nicht ausbalanciert sein.

Wenn wir uns auf unserem Lebensweg, bei wichtigen und vermeintlich eher unwichtigen Entscheidungen, in der Kommunikation mit den Menschen in unserem Umfeld, beim Training und in der Partnerschaft also nur von unserem Kopf leiten lassen, wird der Output garantiert nicht ausbalanciert sein (auch wenn wir noch so sehr das Pro und Kontra abgewogen haben). Wir verschenken unglaublich wertvolles Potenzial.

Wenn Sie glücklich sind, schlägt Ihr Herz höher. Ihnen wird warm – nicht nur ums Herz. Das ließe sich tatsächlich beides nachweisen. Werden Sie aber vielleicht auch glücklicher, wenn Ihnen warm ist? Die Wechselwirkungen in unserem System sind nicht immer klar nachzuvollziehen, genau wie bei der Henne und dem Ei. Das macht es besonders spannend. Und deshalb ist auch Vertrauen so wichtig: Vertrauen in das eigene System.

Ihnen ist sicher bewusst, dass die Harmonie von Körper und Geist eine tragende Rolle für Ihr Wohlbefinden spielt. Dass Sie für beide etwas tun müssen. Aber würden Sie für eine echte Einheit von Körper und Geist auch Ihr ganzes Denk- und wahrscheinlich sogar Ihr Lebensmodell über den Haufen werfen? Was, wenn Körper und Geist einfach nur zwei verschiedene Begriffe für ein und dasselbe sind? Ich habe es bereits angesprochen: Um unser System wieder halbwegs in Balance zu bringen, können wir den Fokus getrost voll auf den Körper richten. Der Kopf hat sowieso viel zu viel Steuerungsbefugnis – der wird nicht zu kurz kommen. Und wenn Sie wirklich glauben, es gäbe Wichtigeres als körperliche Bedürfnisse, dann versuchen Sie mal die Luft anzuhalten, während Sie Ihr Geld zählen.

Es gibt unzählige Geschichten, die von der zum Teil übernatürlichen Heilkraft des Körpers erzählen. Übernatürlich erscheinen Sie uns allerdings meist nur deshalb, weil wir der Natur zu wenig zutrauen. Ich habe eine solche (zugegeben nicht sensationelle, aber doch beeindruckende) Geschichte am eigenen Leib erlebt: Mit 16 war ich beim Orthopäden, weil ich Knieprobleme hatte. Ich lief damals viel, vier- bis fünfmal pro Woche Strecken von bis zu 15 Kilometern. Der Arzt sagte mir, meine Beine wären »falsch angeschraubt«, ich hätte eine starke Skoliose, also eine seitliche Verformung der Wirbelsäule, und riet mir dringend, mit dem Laufen aufzuhören. Radfahren wäre besser für mich. Gott sei Dank vertraute ich schon damals meiner Intuition und schlug seinen Rat in den Wind.

Vor etwa einem Jahr suchte ich einen Experten für Chiropraktik und strukturelle Osteopathie auf, um mich körperlich durchchecken zu lassen (ich mache das seitdem regelmäßig und empfehle Ihnen sehr, ebenfalls darüber nachzudenken). Als der Mann sich meinen Rücken ansah, sagte er nur: »Das ist ja interessant. Sagen Sie, hatten Sie als Jugendlicher mal eine Skoliose?« Er war ganz begeistert, denn an der Aufhängung der Muskulatur konnte er noch erkennen, dass sie über die Jahre die Wirbelsäule begradigt haben musste. Komplett. Ich erzählte ihm von den natürlichen Bewegungsformen, die ich mittlerweile seit einigen Jahren durchführe, und er machte genau die als entscheidenden Faktor aus. Meine Beine sind übrigens auch noch dran. Ich habe keine Knieprobleme mehr und konnte mit gezielten Übungen sogar meine O-Beine etwas begradigen. Nur mit Laufen hätte ich das sicherlich nicht erreicht – aber hätte ich damals auf den Orthopäden gehört, hätte ich die Freude an der Bewegung unter Umständen ganz verloren.

Wer aufrechter durchs Leben geht, der ist auch selbstbewusster und wird besser wahrgenommen.

So, und jetzt kommt eine ganz einfache Argumentationskette, Stichwort gerader Rücken: Wer aufrechter durchs Leben geht, der ist auch selbstbewusster und wird besser wahrgenommen. Glauben Sie nicht? Die Psychologin Amy Cuddy führte dazu eine simple Studie durch: Sie ließ Probanden zwei Minuten lang in einer gekrümmten Haltung stehen, analysierte direkt danach ihren Hormonhaushalt und schickte sie in ein Bewerbungsgespräch. Das Gleiche wiederholte sie, ließ die Probanden aber vorher diesmal bewusst gerade, stolz und offen stehen. Sie ahnen sicher, wie das Ergebnis aussah – nur zwei »aufrechte« Minuten senkten den Stresshormonspiegel, steigerten die Risikobereitschaft und führten zu deutlich höherem Erfolg bei den Bewerbungsgesprächen.

Eine kraftvolle und positive körperliche Aura hat enormen Einfluss auf unser Denken und Handeln und damit auf unsere Wirkung auf andere. Und natürlich, ich wiederhole mich, gilt das genauso andersherum. Die Wechselwirkungen sind sehr komplex. Aber aktiv über den Körper in diesen Wechselwirkungskreis einzugreifen, ist eine wunderbare und bislang völlig unterschätzte Möglichkeit, das Gesamtsystem erfolgreicher zu machen.

Führen Sie eine Körperminute ein!

Nehmen Sie sich jeden Morgen eine Minute Zeit, um in Ihren Körper hineinzufühlen. 60 Sekunden, um Ihre Körperhaltung und -spannung zu prüfen, eventuelle Schmerzen wahrzunehmen oder den Wind auf Ihrer Haut zu spüren. Wo Sie das machen, ist egal. Sie können diese »Körperminute« über den Tag natürlich beliebig oft wiederholen, aber die Minute am Morgen sollte fester Bestandteil Ihres Tages werden, um achtsam und nicht zu kopfgesteuert zu starten.

Um ein Muster hinter Ihren sicher vorhandenen morgendlichen Empfindungsschwankungen zu erkennen, kann es außerdem hilfreich sein, eine Art Körpergefühlkurve zu zeichnen. Dafür schreiben Sie Tage (zum Beispiel die einer Woche) nebeneinander auf ein Blatt und markieren jeden Tag auf der y-Achse, also in der Vertikalen, ob das Körpergefühl super, mittel oder mäßig war. Natürlich können Sie auch stufenlos markieren, aber drei Ebenen reichen. Am Ende der Woche verbinden Sie Ihre Markierungen zu einer Kurve. Denken Sie noch einmal daran, wie Ihre Tage oder auch die Nächte aussahen. Was haben Sie gemacht, was gegessen, wen getroffen? Hatten Sie Stress, haben Sie sich über etwas gefreut? Vielleicht erkennen Sie tatsächlich ein Muster? Vielleicht merken Sie aber auch, dass Sie öfter in Ihren Körper hineinfühlen müssten, um eines zu erkennen? Beides ist gut.

Über das Thema Körpersprache wurden unzählige, zum Teil fantastische Bücher geschrieben. Alle beziehen sich auf unsere Instinkte, unsere Intuition, also die Reaktionen, die zwar innerhalb unseres Systems, aber außerhalb unseres Bewusstseins ablaufen – sie beziehen sich auf das Gedächtnis unseres Körpers, in dem die Weisheit von Jahrmillionen steckt. Unser Körper trifft intuitiv Entscheidungen, lange bevor unser Gehirn losrattert.

Das ist so. Dagegen können wir nichts machen. Ich habe schon einige hitzige Diskussionen mit Menschen geführt, die das körperliche Erscheinen partout nicht als relevanten Wirkungsfaktor gelten lassen wollen. Das sei zu oberflächlich. Ich kann dieses Klammern an der Idee der Bewusstseinssteuerung nachvollziehen, glaube aber, dass das Gegenteil der Fall ist: Erst wenn wir uns wieder mehr von der Intuition leiten lassen, verlassen wir die Oberfläche und nähern uns dem Kern des erfolgreichen, zufriedenen, des guten Lebens. Wir haben die Wahl, ob wir die Kraft der Intuition nutzen oder dieses Potenzial weiter brachliegen lassen. Der Körper ist zu viel mehr in der Lage, als wir ihm zutrauen. Er kann uns schon Antworten geben, wenn wir noch nicht einmal die Frage kennen.

Es ist hochinteressant zu sehen, wie sehr der Körper in Extremsituationen ganz automatisch die Steuerung übernimmt. Mir hat sich der Satz eines Bergsteigers eingebrannt, der von einem gefährlichen

Aufstieg im Himalaya berichtete: »Meine Gedanken verschwammen, meine Sinne wurden scharf.« Die Holländerin Laura Dekker segelte mit 14 Jahren als jüngster Mensch aller Zeiten alleine um die Welt. Am Kap der Guten Hoffnung trotzte sie unfassbar extremen Bedingungen. Dass das auch hätte schiefgehen können, wurde ihr erst

In Extremsituationen übernimmt der Körper automatisch die Steuerung.

bewusst, als sie die schwere See passiert hatte. »In solchen Momenten darfst du nicht denken, da musst du einfach machen«, erklärt Laura Dekker im Film *Maidentrip* von Jillian Schlesinger.

Was in Extremsituationen richtig ist, kann im Alltag nicht falsch sein. Vertrauen Sie Ihrem Körper, Ihrem Bauchgefühl, Ihrer inneren Stimme, Ihrem Unterbewusstsein.

Kreativ durch Intuition

Bereits vor über 100 Jahren entwickelten Physiker und Mathematiker, allen voran Hermann von Helmholtz und Henri Poincaré, die ersten Strukturen eines von Intuition geleiteten kreativen Prozesses in der Gruppe. Der Sozialpsychologe Graham Wallas fasste sie kurz darauf in einem 4-Phasen-Modell zusammen, das aufzeigt, wie Bewusstsein und Unterbewusstsein ineinandergreifen können:

PHASE 1 – EINGROOVEN
Trommeln Sie Menschen mit möglichst viel Erfahrung in Bezug auf das vorliegende Problem oder die Aufgabe zusammen und beginnen Sie gemeinsam, Informationen zu sammeln, die hilfreich sein könnten. Dies ist quasi ein Fachwissen-Brainstorming und baut die Basis für die Lösungsfindung.

PHASE 2 – INKUBATIONSZEIT

Jetzt lassen Sie die Gruppe auseinandergehen. Sorgen Sie dafür, dass sie sich eine Zeit lang (6 bis 24 Stunden) nicht bewusst mit dem Problem oder der Aufgabe beschäftigt und dass nicht darüber diskutiert wird. In dieser Phase trifft die Wissensbasis aus Phase 1 auf das unbewusste Erfahrungsgedächtnis – die Intuition beginnt zu arbeiten und ihre Kraft zu entfalten. Sie machen sozusagen eine kreative Pause.

PHASE 3 – HEUREKA!

Bringen Sie die Gruppe wieder zusammen und sprechen Sie gemeinsam über mögliche Lösungsansätze. Schätzen Sie jeden Beitrag wert – oft sind es eher die abwegig erscheinenden Ideen, die plötzlich einen Heureka-Moment auslösen können.

PHASE 4 – AUSGESTALTEN

In der abschließenden Phase geht es darum, die gefundenen Lösungsansätze auszuarbeiten, sie auf Machbarkeit zu prüfen bzw. über das Kreieren eines Umfelds zu beraten, in dem eine Umsetzung möglich wird. Hier hilft die Vorstellung, Sie müssten Ihren Vorgesetzten, einen Geldgeber oder Ähnliches in einer Präsentation von Ihrer Lösungsidee überzeugen. Entwickeln Sie diese Präsentation und gehen Sie zum Beispiel auch auf Kosten und Nutzen ein!

Das 4-Phasen-Modell lässt sich prinzipiell für fast alle Problem- bzw. Aufgabenstellungen anwenden, ob in der Gruppe oder allein. Es bleibt allerdings ein Modell, das im Alltag je nach Situation sicher nicht immer hundertprozentig passt.

Die analytische Körper-
entscheidung

Eine wunderbare Möglichkeit, bei schwierigen Entscheidungen das unbewusste Erfahrungsgedächtnis einzubeziehen, ist folgende: Definieren Sie zunächst Ihre ganz persönlichen »somatischen Marker«, wie der Neurologe António Damásio die körperlichen Signale nannte, die in bestimmten Situationen Wohlgefühl oder Unbehagen indizieren. Versetzen Sie sich dazu in Situationen, in denen Sie Angst hatten, bedrückt waren oder verunsichert, und in Situationen, die Sie mit Stolz, Freude oder Selbstbewusstsein verbinden, und teilen Sie die körperlichen Signale in positive und negative ein. Nun zeichnen Sie auf ein DIN A4-Blatt zwei Skalen von null bis zehn, eine für die positiven, eine für die negativen Marker. Spielen Sie danach hypothetisch einige richtungsweisende Situationen durch. Wichtig ist, dass Sie versuchen, sich so realistisch wie möglich in diese Situationen hineinzufühlen. Wie reagiert Ihr Körper? Überwiegen die negativen oder die positiven somatischen Marker? Nachdem Sie ein Gespür für diese Übung bekommen haben, widmen Sie sich Ihrer tatsächlichen Entscheidungssituation, die gerade ansteht. Fühlen Sie sich in die verschiedenen Entscheidungsvarianten bzw. in die Situationen, die aus ihnen entstehen, hinein – wieder so tief wie möglich – und analysieren Sie die körperlichen Signale. Auf welcher Skala stehen Sie näher an der Zehn? Sollten sich negative und positive Signale die Waage halten, versuchen Sie zu differenzieren und herauszufinden, welcher Aspekt der jeweiligen Entscheidung sich negativ oder positiv auswirkt. So tasten Sie sich langsam zu einer analytisch ausgewerteten Körperentscheidung – und können im gleichen Zug Ideen entwickeln, wie Sie den Regler selbst bei der vermeintlich besten Entscheidung eventuell noch weiter Richtung zehn auf der Positivskala verschieben.

ZUSAMMENFASSUNG

- Psyche, Gedanken, körperliche Prozesse und Emotionen bedingen einander ständig und lassen sich nie getrennt voneinander betrachten.

- Wir leben so kopfgesteuert, dass wir unseren Fokus viel mehr Richtung Körper ausrichten müssen, um unser System wieder halbwegs auszubalancieren.

- Die körperliche Präsenz ist eng an unser Selbstbewusstsein und die Gesamtperformance unseres Systems gekoppelt.

- In entscheidenden Situationen ist der Verstand oft nicht der beste Ratgeber.

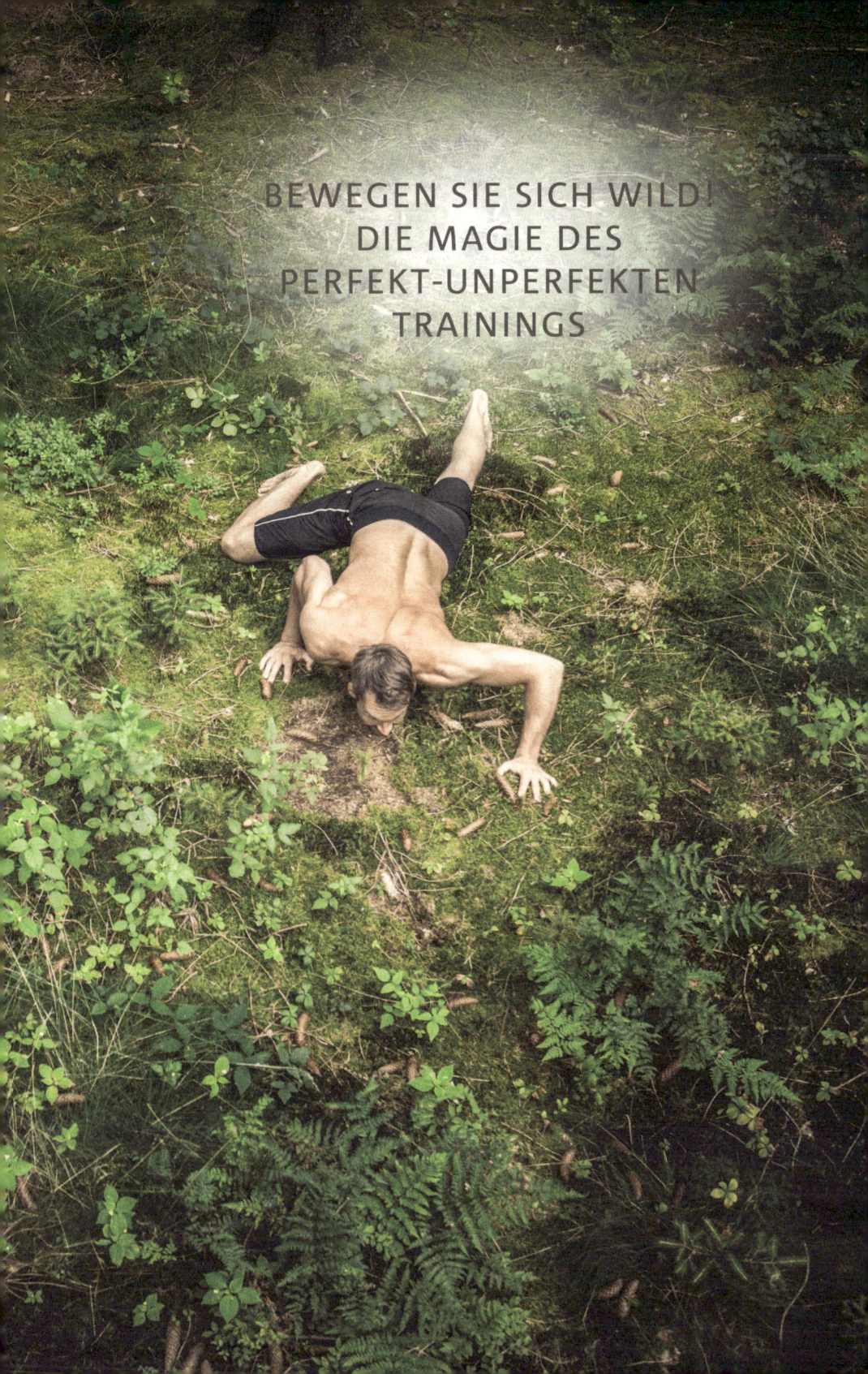

BEWEGEN SIE SICH WILD!
DIE MAGIE DES
PERFEKT-UNPERFEKTEN
TRAININGS

Bewegen Sie sich wild! Die Magie des perfekt-unperfekten Trainings

Wie Klettern, Rennen und Kriechen uns auf allen Ebenen fit machen

Bewegung ist wichtig, gesund, entspannend. Das wissen wir alle. Aber sie könnte noch unglaublich viel gesünder und entspannender wirken, wenn wir endlich unsere kranken Interpretationen von Bewegung über den Haufen werfen würden. Und sie könnte uns darüber hinaus auf ganz anderen Ebenen nach vorne bringen. Sie könnte Potenzial freilegen, das wir nicht einmal erahnen.

Sport ist oft alles andere als selbstverständlicher Bestandteil unseres Lebens.

Ich empfinde »Sport« als einen der irreführendsten Begriffe überhaupt. Solange er nicht zu kommerziell und professionell betrieben wird, hat er ein fast makelloses Image. Dabei macht unser Umgang mit Sport mindestens genauso viel kaputt, wie er richtet. Denn »Sport« steht vor allem für die Abkapselung der Bewegung vom Alltag. Wir gehen zum Sport, wir kommen vom Sport, wir müssten mal wieder zum Sport. Sport ist fast immer ein Sich-Aufmachen und alles andere als selbstverständlicher Bestandteil unseres Lebens. Sonst würden wir ja nicht so viel darüber reden. Vor allem beschäftigen wir uns immer wieder damit, wie die perfekte Sporteinheit wohl aussieht.

Ich bekam vor einigen Monaten einen Auftrag aus der Redaktion einer führenden deutschen Fitness- und Lifestyle-Zeitschrift, den ich eigentlich sofort hätte ablehnen müssen: »Kannst du uns ein Konzept für eine Titelgeschichte machen? Inhaltlich haben wir bislang nicht viel, aber die Zeile steht schon: Weniger trainieren, schneller schlank!« Ein Konzept machen? Inhaltlich noch nicht viel? Aber die Zeile steht schon!? Ich bin einiges gewohnt, aber das hatte eine neue Qualität. Erstaunlicherweise fand ich aber in den Unterlagen, die mir der Redaktionsleiter rüberschob, eine Studie, die das marktschreierische Versprechen dieser Zeile tatsächlich legitimierte. Ich sagte zu und freute mich wie ein kleines Kind darauf, unter dem Deckmantel der »Verkaufe« quasi hinten herum eine wertvolle Botschaft weiterzugeben.

Die Studie war von der Universität Kopenhagen durchgeführt worden und zeigte, dass es zum Beispiel in Bezug auf das Abnehmen völlig vergebene Mühe ist, Sporteinheiten ständig optimieren und das Beste aus ihnen herausholen zu wollen: Über einen Zeitraum von zwölf Wochen verloren die Studienteilnehmer, die 30 Minuten am Tag ein klassisches Fitnesstraining absolvierten, durchschnittlich ein halbes Kilo mehr als die, die 60 Minuten am Tag trainierten. Erst als die Wissenschaftler in persönlichen Interviews nachhakten, erfuhren sie, warum: Die Teilnehmer, die nur 30 Minuten am Tag trainiert hatten, waren für den Rest des Tages frischer und aktiver – und verbrannten schlichtweg in den 24 Stunden des Tages mehr Kalorien als die Teilnehmer, die zwar während der Sporteinheit länger schwitzten, für den Rest des Tages aber platt waren und weniger Energie hatten.

Klingt erst einmal logisch, oder? Und das ist es auch. Das klassische Sporttreiben ist überbewertet. Hören Sie am besten auf, Sport zu machen! Beginnen Sie, sich zu bewegen! Und wenn Sie einen Anlass brauchen – gehen Sie spielen und toben, nicht zu einem Termin.

»Spielen Sie Tennis?«, fragte mich einmal aus heiterem Himmel ein Junge am Strand. »Äh … nein.« »Sonst irgendeinen Sport?«, hakte er nach. »Na ja, ich gehe klettern«, sagte ich, um ihm etwas Handfestes anzubieten. »Ah, deshalb die Bauchmuskeln«, schloss er daraufhin zufrieden. Ich erzähle diese kleine Anekdote oft. Nicht um meine Bauchmuskeln ins Gespräch zu bringen, sondern um deutlich zu machen, wie sehr wir schon in jungen Jahren in Kategorien denken. Wer Bauchmuskeln hat, wird wohl Tennis spielen (auch wenn sich dieser Zusammenhang nicht wirklich mit meinen persönlichen Beobachtungen deckt) oder »sonst irgendeinen Sport« machen. Ich hätte dem Jungen antworten sollen, dass ich auf Bäume klettere, kreuz und quer durch den Wald renne, über umgefallene Stämme balanciere und Dinge durch die Gegend schmeiße. Das hätte ihn vielleicht nachdenken lassen.

Ich habe es weiter oben bereits erwähnt: Der Mensch ist das vielseitigste Tier der Welt. Das mit dem größten körperlichen Potenzial. Als Kinder schöpfen wir das auch noch auf ganz spielerische Weise aus, lange bevor wir beginnen, in Sportvereine zu gehen. Wir rennen, springen, kriechen, balancieren, klettern, raufen, heben, tragen, werfen und tanzen – einfach so, weil es Spaß macht, weil es uns neue Erfahrungen ermöglicht, an spannende Orte bringt und uns wachsen lässt, weil es Energie freisetzt.

Wenn Sie dreimal pro Woche laufen gehen, ist das bewundernswert. Bewundernswert einseitig.

Wenn Sie dreimal pro Woche laufen gehen, ist das bewundernswert. Bewundernswert einseitig. Selbst wenn Sie Triathlon machen und zusätzlich noch schwimmen und Rad fahren, ändert sich an dieser Einseitigkeit leider nicht viel. »Was soll ich denn noch alles machen? Und wann?«, werden sich an dieser Stelle vermutlich die Triathleten unter Ihnen aufregen, die, die sowieso schon ständig trainieren. Dabei geht es gar nicht um die Frage nach dem »wie viel«. Viel wichtiger ist das »was«.

Die tiefe Hocke

Gehen Sie mal in die tiefe Hocke, so weit, dass Ihr Hintern fast den Boden berührt, und lassen Sie die Füße komplett am Boden stehen – ja, auch die Ferse. Kinder »sitzen« so ewig, Naturvölker auch und in Teilen Asiens wird so noch auf den Bus gewartet. Auch Sie sollten das können. Sie sollten sogar aus dieser Position den Hintern auf den Boden absetzen, die Beine einmal lang ausstrecken und dann ohne Hände aus dem Sitzen wieder aufstehen können. Ziehen Sie dafür ein Bein so nah wie möglich an den Körper heran und stellen Sie den Fuß auf den Boden auf, das andere Bein bleibt nach vorne ausgestreckt. Dann spannen Sie die Bauchmuskulatur an und verlagern Ihr Körpergewicht langsam auf den aufgestellten Fuß. Jetzt das andere Bein zum Körper ziehen und den Fuß neben den bereits aufgestellten setzen. Damit sind Sie wieder in der tiefen Hocke und können aus dieser aufstehen. Für Kinder ist das alles kein Problem. Für die meisten Erwachsenen schon. Oder? Wo und wann haben wir das verloren? Warum absolvieren wir Ironman-Rennen und sind nicht in der Lage, die einfachsten natürlichen Bewegungen auszuführen?

Üben Sie die tiefe Hocke! Nehmen Sie diese Position so oft wie möglich ein! Das dehnt die Muskulatur im unteren Rücken und den Beinen und macht richtig geschmeidig. Starten Sie mit einer Minute und steigern Sie langsam. Wenn Sie anfangs noch nicht ganz runter kommen, setzen Sie sich in der »Grenzposition« auf einen tiefen Hocker, ein Kissen oder Ähnliches.

Nur Ausdauer zu trainieren, ist bequem. Die lässt im Alter (und das heißt ab Ende 20) ja auch am wenigsten schnell nach. Aber wie steht es um Ihre Kraft, Beweglichkeit und Koordination? Sind Sie stark genug, um an einem Ast zu hängen und Ihr eigenes Körpergewicht zu halten? Sind Sie geschmeidig genug, um sich aus dem Laufen heraus unter einem Geländer hindurchzubewegen? Schaffen Sie es, mit geschlossenen Augen auf einem Bein zu stehen?

Ich weiß, diese Fähigkeiten lassen sich schlecht in Sekunden oder Metern messen. Und schon gar nicht in Kilogramm. Aber nüchtern betrachtet sind die Einheiten, über die wir unsere Ziele und Erfolge im Sport definieren, sowieso lächerlich. Tausende Freizeitsportler ignorieren jeden Tag alle körperlichen Signale und treiben sich selbst erbarmungslos dazu, die Hausrunde noch 30 Sekunden schneller zu laufen als sonst oder zwei Kilo mehr auf die Hantelstange zu packen. Sprich: Statt einen echten Ausgleich zum beruflichen Alltag zu kreieren, übertragen Sie ihre Muster aus dem Job einfach 1:1 auf die Freizeit.

Am wichtigsten ist, dass Ihnen das, was Sie machen, Energie gibt.

Hey, solange Sie damit nicht Ihr Geld verdienen, ist es vollkommen egal, ob Sie über zehn Kilometer 30 Sekunden schneller oder langsamer laufen! Viel wichtiger ist, dass Ihnen das, was Sie da machen, Energie gibt. Vielleicht haben Sie zum Beispiel mit dem Laufen genau Ihren Sport gefunden, weil Sie dabei so gut abschalten und den Gedanken freien Lauf lassen können. Probieren Sie doch mal aus, wie es ist, wenn Sie gar nicht mehr nachdenken beim Bewegen, wenn nur noch die Sinne aktiv sind. Sie könnten feststellen, dass Sie bislang nur an der Oberfläche Ihrer natürlichen Power gekratzt haben.

Experience Run

Wenn Sie das nächste Mal laufen gehen, heben Sie den Kopf, sehen Sie sich um und suchen Sie sich Herausforderungen. Verlassen Sie dabei ruhig den Weg! Unebene und wechselnde Untergründe stärken Ihre Fuß- und Beinmuskulatur und machen sie stabiler. Springen Sie über Zäune, Bäche und Parkbänke, ziehen Sie sich an einem Ast hoch, kriechen Sie unter einem umgekippten Baum durch oder balancieren Sie drüber. Rennen Sie Treppen hoch, laufen Sie rückwärts, mal schnell, mal langsam. Machen Sie Ihr Training zum Erlebnis. Vor allem: Gucken Sie nicht auf die Zeit! Genießen Sie lieber dieses neue, kindlich-spielerische Bewegungsgefühl.

Als ich an einem Frühjahrsmorgen mit meinem Freund und Geschäftspartner Tony zum »Toben« im Wald war (das erste Mal nach einem langen Winter), vergaßen wir in einem herrlich verwilderten Areal aus umgestürzten und noch stehenden, moosbewachsenen Bäumen völlig die Zeit. Nach drei Stunden brachen wir dann schließlich aber doch auf zurück nach Hause und verabredeten, diesen Ausflug eine Woche später zu wiederholen. Noch am Abend desselben Tages rief Tony mich an: »Christo, ich war den ganzen Tag so geflasht von heute Morgen. Ich kann nicht bis nächste Woche warten. Wir müssen unbedingt früher wieder los.«

Genau das ist es. Wenn Sie »den ganzen Tag geflasht« sind von Ihrer Bewegungserfahrung, ihrem Training oder wie auch immer sie es nennen mögen, dann haben Sie die motivationale Erleuchtung erfahren. Denn dann müssen Sie sich nicht mehr mit Tricks selbst an der Nase herumführen, um sich zu disziplinieren – dann wollen Sie dieses Gefühl einfach wieder erleben, aus Ihrem Innersten heraus, mit jeder Faser Ihres Körpers, mit allem, was Ihr ureigenes System ausmacht. »Noch mal!«, haben Sie als kleines Kind gerufen, wenn Sie geflasht waren. Holen Sie sich dieses »Noch-mal!«-Gefühl zurück!

Sprengen Sie die Ketten, die Ihnen Zeit- oder Streckenvorgaben, aber auch bestimmte Übungen und kluge Ratschläge anlegen!

Das Wichtigste dabei ist Freiheit – Bewegungsfreiheit. Sprengen Sie die Ketten, die Ihnen Zeit- oder Streckenvorgaben, aber auch bestimmte Übungen und die klugen Ratschläge aus der Medienwelt und dem Bekanntenkreis anlegen. Das perfekte Workout gibt es nicht. Die entscheidende Frage lautet: Gibt mir mein Training Energie? Und wenn Ihre Antwort Ja ist (gemogelt oder nicht), fragen Sie sich weiter: Könnte ich für mich persönlich aus einer anderen Art des Trainings eventuell noch mehr Energie ziehen? Und dann heißt es ausprobieren und in sich hineinhören, ausprobieren und in sich hineinhören und wieder ausprobieren und in sich hineinhören.

In den USA, Australien oder Brasilien finden Sie unendlich viele kleine Spielplatz-Setups für Erwachsene: Recks, Barren, Klettergerüste. In Deutschland leider nicht. Das darf aber keine Ausrede sein – schließlich haben wir deutlich mehr Kinderspielplätze. Und die können Sie (zu Zeiten, an denen da nichts los ist, zum Beispiel morgens oder abends) wunderbar nutzen. Ich habe über Jahre hinweg zweimal pro Woche morgens um 7 Uhr zwei Kunden auf einem Kinderspielplatz trainiert. Wir sind geklettert, geschwungen, durch den Sand gesprungen, gesprintet, balanciert und haben letztlich alle Geräte irgendwie zweckentfremdet. Natürlich immer darauf bedacht, nichts kaputt zu machen. Ich habe auf Kinderspielplätzen, auf denen ich bei »laufendem Betrieb« irgendwo am Rand ein bisschen herumgeturnt bin, auch schon inspirierende Begegnungen mit

Kindern gehabt, die auf einmal mitmachen wollten. Ich betone an dieser Stelle ganz deutlich, dass das Bewegen auf Kinderspielplätzen heutzutage Fingerspitzengefühl und Zurückhaltung erfordert, bin aber auch ausdrücklich der Meinung, dass wir es nicht verteufeln und schon gar nicht verbieten sollten.

Nicht, dass Sie jetzt denken, Sie sollen sich immer nur easy-peasy-larifari bewegen. Im Gegenteil: Herausforderungen wirken Wunder. An die eigenen Grenzen zu gehen, setzt sogar enorm viel Energie frei – wenn (und darauf gehe ich ab Seite 102 genauer ein) wir dieser Energie in angemessenen Erholungsphasen Raum zur Entfaltung geben. Dauervollgas macht jeden Akku kaputt.

Gehen Sie barfuß!

Ich habe mit Menschen gearbeitet, die von einer spirituellen Erfahrung sprachen, nachdem sie sich eine Stunde lang barfuß im Park bewegt hatten. Die Teilnehmer meiner Bewegungsworkshops nennen »das Barfußlaufen« regelmäßig als Erstes, wenn wir darüber sprechen, welche Impulse sie mit nach Hause nehmen. Das ist erstaunlich, wo es doch so einfach ist, die Schuhe auszuziehen! Die Fußsohlen und Handflächen sind mit unzähligen Rezeptoren ausgestattet und werden im Gehirn von einer (im Vergleich zu anderen Körperpartien) riesigen Fläche repräsentiert. Den Fußsohlen und Handflächen Reize zu liefern, fördert also den Austausch zwischen Muskulatur und Nervenzellen bzw. deren Zusammenspiel extrem. Wenn wir unseren Füßen vertrauen und sie sich frei bewegen lassen, werden sie automatisch stärker und können sogar leichte Fehlstellungen ausgleichen – unsere ganze Körperspannung und -haltung verbessert sich. Zwängen wir unsere Füße dagegen in stabile Schuhe, ergibt sich im Prinzip der gleiche Effekt wie bei einem Bein, das in Gips liegt: Binnen kürzester Zeit bildet sich die Muskulatur zurück.

Gehen Sie deshalb so oft wie möglich barfuß! Sie können auch barfuß laufen. Dabei werden Sie feststellen, dass sich Ihr Laufstil automatisch verändert. Er wird natürlicher: Sie setzen den Fuß weiter unter dem Körper und nicht mehr deutlich davor auf, laufen deshalb auch eher über den Mittel- oder Vorfuß und nicht mehr so sehr über die Ferse. Auf diese Weise bekommen Sie mehr Stabilität, laufen gelenkschonender und effektiver. Das ist gut. Allerdings sollten Sie sich viel Zeit für die Umstellung nehmen, sonst überlasten Sie Muskulatur und Sehnen (die ja jahrelang verhätschelt wurden). Beginnen Sie mit zehn Minuten barfuß und erhöhen Sie alle drei Wochen um fünf Minuten. Ein toller Trend sind die sogenannten Barfußschuhe, Natural-Running- oder Minimalschuhe. Diese Modelle sind sehr reduziert, haben eine flache, kaum gedämpfte oder gestützte Sohle und vermitteln so gleichzeitig Barfußgefühl und bieten Schutz vor Steinen, Scherben oder anderen unangenehmen Gegenständen. Diese Schuhe können Sie auch gut im Alltag tragen, um die Fußmuskulatur zu stärken. Trotzdem: Ganz barfuß ist unschlagbar!

Die natürlichste Form der Bewegung

Wie aber sieht die natürlichste Form der Bewegung aus? Wie entfalten wir unser volles körperliches Potenzial? Auf meiner Suche nach Antworten begegnete ich vor einigen Jahren dem Franzosen Erwan le Corre. Irgendein internationales Magazin hatte damals reißerisch behauptet, er sei der fitteste Mensch der Welt. Das machte mich neugierig, denn der Mann war in Deutschland völlig unbekannt. Ich nahm Kontakt zu dem geheimnisvollen Tarzan auf und besuchte ihn im Dschungel Brasiliens, wo er in Seminaren seine Philosophie der *Movement Naturelle* weitergab.

Zehn Tage lang rannte, kroch, sprang und kletterte ich durch feucht-grünen Urwald und über paradiesische Strände, schleppte Baumstämme und Steine von A nach B, ernährte mich von Fisch, Obst und Gemüse, lauschte Erwans Geschichten und schlief abends unter einem unfassbar schönen Sternenhimmel ein. Es war unglaublich. Was ich dort in Brasilien erlebte, war tatsächlich anders als alles, was ich bisher erlebt hatte. Ich begann zu verstehen, welche Kraft in fließenden, spielerisch-funktionalen Bewegungen steckt – und warum die Bewohner des brasilianischen Urwalds auch in hohem Alter noch so drahtig sind. Ich hatte mit Erwan jemanden getroffen, der es auf faszinierende Weise verstand, die ursprünglichen Bewegungsformen des Menschen zu analysieren und zu lehren. Ich wusste, dass ich hier wirklich mit einem der fittesten Menschen der Welt unterwegs war. Mir wurde klar: So muss Bewegung aussehen.

Wenn wir wirklich fit werden wollen, dann müssen wir klettern. Wir müssen rennen. Wir müssen springen. Wir müssen kriechen, Dinge heben, tragen und werfen. Und zwar das alles! Wir müssen uns die Fähigkeiten aneignen, die es braucht, um da draußen durchzukom-

Wir müssen uns die Fähigkeiten aneignen, die es brauchen würde, um da draußen durchzukommen.

men. Oder besser: die Fähigkeiten, die es brauchen würde. Denn natürlich leben wir in einer Welt, in der es null besondere körperliche Fähigkeiten braucht, um durchzukommen.

Ich werde nicht im Dschungel alt, auch das wusste ich. Zurück aus Brasilien wieder in Deutschland war mein erstes Ziel deshalb, die Kraft der natürlichen Bewegung in meinem Umfeld und Alltag nutzbar zu machen. Ich stieß dabei immer wieder auf Probleme, aber die waren bei genauerer Betrachtung alle hausgemacht – Schranken im Kopf. Ich will Ihnen mit den Übungen in diesem Kapitel einige Angebote machen, wie auch Sie – hier in Ihrem Leben – neue Qualität in Ihr Bewegungsverhalten bringen können.

Rennen Sie!

Wenn Sie laufen, traben Sie bitte nicht im immer gleichen Tempo vor sich hin. Geben Sie zwischendurch mal richtig Gas! Rennen Sie mit Ihrem Hund oder einem Radfahrer um die Wette, sprinten Sie einen Anstieg hinauf. Auf diese Weise verbrennen Sie nicht nur mehr Kalorien, Sie setzen auch neue Reize für Herz-Kreislauf-System und Muskulatur. Die sogenannten schnell zuckenden Muskelfasern (die bei hohem Tempo verstärkt zum Einsatz kommen) werden nämlich von den meisten Freizeitsportlern komplett vernachlässigt. Alternative: Laufen Sie sich fünf Minuten locker warm und machen Sie dann vier bis sechs Steigerungsläufe, bei denen Sie das Tempo auf einer Strecke von etwa 60 Metern kontinuierlich bis zum Anschlag erhöhen, ehe Sie zu Ihrem normalen Laufprogramm übergehen. Ganz besonders wichtig: Laufen Sie nach den schnellen Abschnitten eine Zeit lang bewusst langsam, damit sich Ihr Körper erholen und den Puls wieder runterbringen kann.

Klettern Sie auf einen Baum!

Es ist faszinierend zu sehen, welche Freude es Kindern macht, auf Bäume zu klettern. Aber wissen Sie was: Das macht es Erwachsenen auch! Ich habe in meinen Workshops unzählige juchzende Glücksschreie gehört – von Führungskräften, Angestellten, Freiberuflern und Studenten, die sich mit dem Erklettern eines Baumes diesen tief zufriedenen Stolz aus der Kindheit zurückgeholt haben. Da stehen sie dann da oben und wollen gar nicht mehr zurück. »Warum habe ich das so lange nicht gemacht?«, heißt es nachher dann oft. Ganz einfach: Es war ihnen nicht bewusst, was es bewirkt. Noch einmal: Das Gedächtnis unseres Körpers liegt meist im Unterbewusstsein. Aber wenn wir es gezielt ansprechen, zum Beispiel mit natürlichen Bewegungserfahrungen, dann stecken wir gekappte Verbindungen wieder zusammen, werden leistungsstärker und zufriedener. Ganz nebenbei ist das Klettern ein wunderbares Ganzkörper-Workout. Also: Rauf auf einen Baum! Machen Sie sich frei von den Blicken der Leute um Sie herum – die sind nur neidisch. Konzentrieren Sie sich und gewinnen Sie erst einmal Sicherheit in niedriger Höhe, ehe Sie sich eventuell höher hinaus trauen. Jeder Ihrer Griffe und Tritte sollte überlegt und überzeugt sein. Äste sollten Sie auf ihre Tragkraft prüfen, bevor Sie sie mit Ihrem ganzen Körpergewicht belasten. Dann wird Ihnen nichts passieren. Nur Mut! Sie werden belohnt.

Sie können übrigens auch zu Hause klettern oder wo immer sie wollen, und zwar um Ihren Partner, Ihren Kumpel oder Ihre Freundin, vielleicht sogar um Ihren Chef herum. Im Ernst: Einer stellt sich stabil hin, der andere klettert von der Huckepack-Position aus einmal um ihn herum, ohne die Füße auf den Boden zu setzen (und ohne dass der Stehende hilft). Das ist für beide enorm herausfordernd und nebenbei sehr lustig.

Kriechen Sie!

Kriechübungen eignen sich wunderbar, um die Über-Kreuz-Koordi-
nation zu trainieren. Warum das wichtig ist, zeigt sich (wieder mal)
bei kleinen Kindern. Denn: Kinder, die das Krabbeln überspringen,
haben noch im Erwachsenenalter oft Koordinationsprobleme. Weil
beim Krabbeln gleichzeitig der rechte Arm und das linke Bein nach
vorne kommen (und umgekehrt) und die für die rechte Körperseite
zuständigen Nervenzellen in der linken Gehirnhälfte liegen (und
umgekehrt), findet hier ein Feuerwerk der Systemverschaltung
statt. Achten Sie mal beim Laufen darauf: Auch da bewegen Sie
Arme und Beine immer wechselseitig nach vorne.

Gehen Sie auf Händen und Füßen (die Knie bleiben in der Luft) und
zwar so, dass gleichzeitig der rechte Arm und das linke Bein nach
vorne kommen und umgekehrt. Diese Fortbewegungsart wird auch
»Bear Walk« genannt. Starten Sie mit wenigen Metern. Sie werden
sehen, wie schwierig das ist. Kleine Hilfe: Lassen Sie den ersten
Impuls aus dem Bein kommen und schieben Sie den Körper so nach
vorne. Der entsprechende Arm »fällt« dann fast automatisch nach
vorne.

Jede Kriechbewegung stimuliert auch die Rezeptoren in Ihren
Handflächen enorm (siehe Übung »Laufen Sie barfuß«), solange
der Untergrund nicht absolut gerade ist.

Kämpfen als Ventil

Wenn Tiere Stress haben, und den haben sie vor allem dann, wenn ihr Leben von einem natürlichen Feind bedroht wird, heißt es kämpfen oder abhauen. Beides sehr intensive, körperliche Aktivitäten, die mitunter zwar das endgültige Ende nach sich ziehen, in jedem Fall aber dafür sorgen, dass der entstandene Stress direkt wieder abgebaut wird. Der amerikanische Wissenschaftler Robert M. Sapolsky beschreibt dieses Phänomen sehr detailliert und humorvoll in seinem Buch »Warum Zebras keine Migräne kriegen«.

Kämpfen ist ein einzigartiges Ventil. Wir können dabei so richtig an unsere Grenzen gehen und müssen uns voll auf das Hier und Jetzt, unser Handeln und unser Gegenüber fokussieren. Nachdenken würde beim Kämpfen zu lange dauern – und genau deshalb tut es unserem System so gut. Das Schöne ist, dass wir die Möglichkeit haben, mit Regeln zu kämpfen, und nicht fürchten müssen, dabei draufzugehen. Deshalb: Kämpfen Sie! Boxen, Kickboxen, Fechten, Ringen, Ju-Jutsu, Taekwondo, Wing Tsun, Mixed Martial Arts – probieren Sie aus! Selbst wenn Sie weniger Körperkontakt und dafür eher einen tänzerischen Ansatz suchen, gibt es tolle Möglichkeiten: zum Beispiel den brasilianischen Kampftanz Capoeira oder den unglaublich energetischen Kriegstanz der neuseeländischen Ureinwohner, den Haka.

Schaffen Sie sich außerdem Möglichkeiten, natürliche Bewegung in Ihren Alltag zu integrieren. Besorgen Sie sich zum Beispiel im Baumarkt eine lange dünne Holzlatte. Die können Sie sich ins Büro (oder auch in Ihren Garten oder Ihr Wohnzimmer) stellen und beim Telefonieren darauf balancieren. Wer gut balancieren kann, geht zentriert und stabil durchs Leben.

ZUSAMMENFASSUNG

- Die Bewegungsaktivität über den gesamten Tag ist entscheidender als die Gestaltung einer einzelnen Trainingseinheit.

- Bewegung sollte Energie geben und nicht ziehen.

- Wenn wir an einer Aktivität an sich keine Freude haben (siehe das »Nochmal!«-Gefühl), werden wir uns auf Dauer nur schwer dazu motivieren können.

- Der Mensch ist das vielseitigste Tier der Welt – und sollte sich vielseitig und spielerisch bewegen.

- Die Bewegungsqualität ist wichtiger als Zeiten und Distanzen.

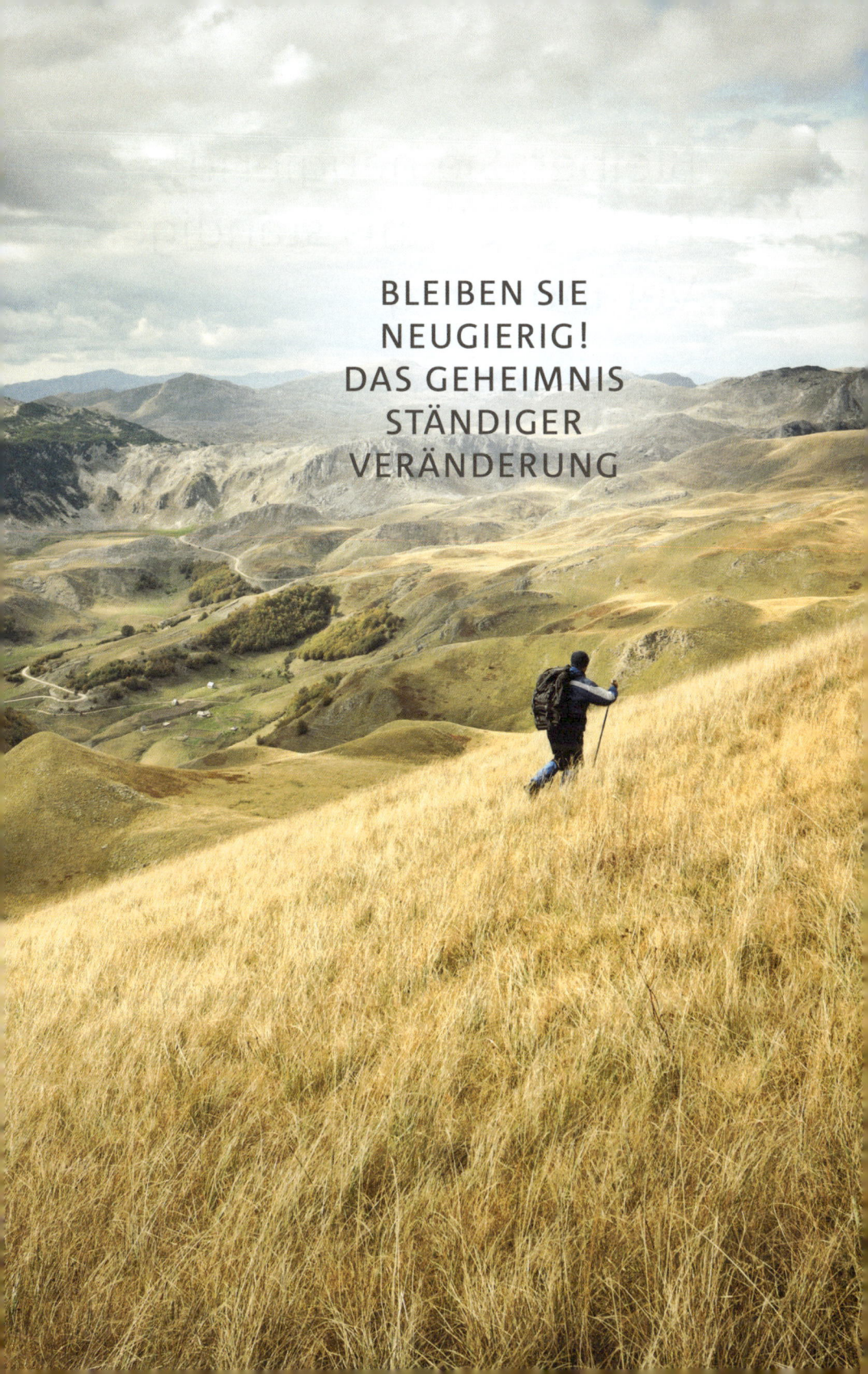

BLEIBEN SIE NEUGIERIG!
DAS GEHEIMNIS
STÄNDIGER
VERÄNDERUNG

Bleiben Sie neugierig! Das Geheimnis ständiger Veränderung

Warum wir Risiken eingehen und nie auf der Stelle treten sollten

»Ich kann nicht sagen, ob es besser wird, wenn es anders wird. Aber so viel kann ich sagen: Es muss anders werden, wenn es besser werden soll.« Das kommt – wie schon gesagt – vom Philosophen Georg Christoph Lichtenberg und macht unmissverständlich klar: Wenn wir uns weiterentwickeln wollen, müssen wir offen für Veränderung sein. Auch der legendäre Henry Ford hat in diesem Zusammenhang einen Satz von bestechender Logik geprägt: »Wer immer nur tut, was er schon kann, bleibt immer das, was er schon ist.« Schöne Sprüche, die Sie sich gut an die Wand hängen können. Aber vor allem sollten Sie leben, was dahinter steckt.

Darwin sagte, dass überlebt, wem es am besten gelingt, sich auf Veränderungen einzustellen.

Die Steilvorlage für einen erfolgreichen Umgang mit Veränderung liefert wieder die Evolution. Sie kennen das Prinzip des *Survival of the fittest*. Kennt jeder. In Wahrheit wird kein Prinzip der Welt bis heute so missverstanden und fehlinterpretiert wie dieses. Es ist die Übersetzung (»Überleben des Stärkeren«), die uns in die Irre laufen lässt. Denn *to fit* bedeutet im ursprünglichen Sinne »sich anpassen« – und Charles Darwin wollte mit dem Begriff des *Survival of the fittest* eigentlich deutlich machen, dass eben nicht die stärkste Spezies überlebt, sondern die, der es am besten gelingt, sich auf Veränderungen einzustellen.

Wann waren Sie zuletzt tanzen? Ich wünsche Ihnen, dass es nicht allzu lange her ist oder Sie sich zumindest noch daran erinnern können. Denn ein Abend auf der Tanzfläche kann deutlich machen, was es braucht, um Veränderung zu leben. Kennen Sie das Gefühl, anfangs noch etwas steif in der Gegend herumzustehen? Vielleicht wippen Sie mit einem Bein oder versuchen zurückhaltend, den Rhythmus in Ihren Körper fahren zu lassen, aber irgendwie ist das alles noch sehr kopfgesteuert. Sie denken noch zu viel. Daran, wie und wann Sie wohl nach Hause kommen oder wie die anderen gucken, wenn sie Sie so tanzen sehen. Wenn es ein guter Abend wird, ändert sich das mit der Zeit, weil der Körper mehr und mehr übernimmt. Ein paar Drinks können diesen Prozess durchaus beschleunigen – der Alkohol trägt dazu bei, dass die Hierarchie in unserem System (Geist über Körper) ausgehebelt wird. Und irgendwann sind Sie dann so richtig im Flow. Wie die anderen gucken, wird Ihnen völlig egal, wie sie nach Hause kommen und wie es Ihnen morgen früh gehen wird, interessiert Sie längst nicht mehr. Sie sind voll im Moment – weil Körper und Geist auf einmal so richtig eins sind.

Und wenn das der Fall ist, machen Sie sich auch keine Gedanken mehr darüber, welches Lied wohl als nächstes gespielt wird. Sie lassen es einfach in sich hineinfahren, wenn es da ist. Selbst wenn es Ihnen unter anderen Umständen vielleicht nicht einmal ein Kopfnicken entlocken würde. An einem richtig guten Abend brechen Sie nicht ab und nörgeln am DJ herum. Und deshalb steckt in einem Abend auf der Tanzfläche so viel evolutionäre Weisheit. Denn genau wie der Lauf der Natur verfolgt Tanzen kein Ziel. Oder anders: Es fühlt sich so viel besser an, wenn es keines verfolgt. Der Rhythmus bestimmt den Groove. Und trotzdem ist es möglich, sich völlig individuell zu entfalten, vielleicht sogar einen eigenen Stil zu prägen.

Wenn es uns gelingt, uns direkt und spielerisch auf Veränderungen einzustellen, dann fließt das Leben. Machen Sie die Veränderung zu Ihrem Freund, sonst tanzen Sie irgendwann zu einem Lied, das längst nicht mehr läuft. Echte Balance, ein rund laufendes System und unsere natürliche Power sind die Schlüssel dazu.

Change Game

Gibt es etwas, das Sie schon seit längerer Zeit ändern wollen? Versuchen Sie, es in Worte zu fassen, schreiben Sie es auf – und verhalten Sie sich testweise jeden zweiten Tag so, als hätten Sie die Veränderung vollzogen, eine Woche lang. Am Ende der Woche blicken Sie zurück und analysieren: wie Sie sich an den einzelnen Tagen gefühlt haben und ob sich ein Zusammenhang zwischen Befinden und Verhalten erkennen lässt. Wenn dies der Fall ist, fällt Ihnen die Entscheidung, die Veränderung tatsächlich zu vollziehen, eventuell leichter.

Bin ich stehen geblieben?

Denken Sie darüber nach, wie sich Ihre Lebensbedingungen innerhalb der vergangenen zwölf Monate verändert haben und wie Sie Ihr Verhalten auf diese Veränderungen hin angepasst haben (Aufschreiben hilft immer!). Definieren Sie anschließend in einem persönlichen Brainstorming Möglichkeiten, wie Sie sich eventuell noch besser an die veränderten Lebensbedingungen anpassen könnten bzw. ob und wie Sie die Lebensbedingungen nachjustieren können – immer mit Blick auf Ihre Leitsterne.

Fragen Sie nicht zu viel nach dem Sinn! »Nichts in der Biologie macht Sinn«, sagt der Genetiker Theodosius Dobzhansky im Journal *The American Biology Teacher* (Band 35), »außer im Licht der Evolution.« Bedeutet: Wir können in den meisten Fällen heute noch gar nicht überblicken, welchen Sinn Veränderungen morgen machen. Vertrauen Sie Ihrer Intuition. Vertrauen Sie der Kraft der Veränderung. Nur kommen Sie nicht auf die Idee, Vertrauen mit Gleichgültigkeit zu verwechseln. Vertrauen in das Selbst und Urvertrauen schließen sich nicht aus. Im Gegenteil: Sie sind ein und dasselbe.

Damit unser System sich entwickeln kann, braucht es neue Reize. Und natürlich müssen wir nicht warten, bis der nächste evolutionäre Schritt unsere Umwelt neu gestaltet, wir können diese Reize selbst setzen. Es ist allerdings wichtig zu wissen, dass sich unser System in der Regel etwas zeitverzögert an neue Reize anpasst. So wie unser Körper unmittelbar nach einem neuen Trainingsreiz erst einmal leistungsschwächer ist, sich aber dann sehr schnell über das Ausgangsniveau heraus erholt, um für neue Herausforderungen gerüstet zu sein (in der Sportwissenschaft spricht man in diesem Zusammenhang vom Prinzip der Superkompensation, siehe dazu auch das nächste Kapitel ab Seite 102).

Beim Anpassen an neue Reize und dem Reagieren auf Veränderungen geht es letztlich um die persönliche Lernfähigkeit. Und deshalb sollten Sie nie aufhören zu lernen. Bleiben Sie neugierig, probieren Sie Neues aus, Verrücktes, Aufregendes. Bleiben Sie nicht stehen. Ein erfolgreicher Immobilieninvestor ließ mich bei unserem allerersten Trainingstermin einmal fast verzweifeln. Vor jeder zweiten Bewegungsübung stöhnte er: »Das kann ich nicht.« Ich konnte das kaum glauben und musste ihm irgendwann mit allem gebotenen Respekt sagen: »Tut mir leid, aber ›Das kann ich nicht‹ gibt es

Sie sollten nie aufhören zu lernen. Bleiben Sie neugierig, probieren Sie Neues aus, Verrücktes, Aufregendes.

Überraschen Sie!

Nehmen Sie sich eine Konfliktsituation, die in Ihrem Alltag immer wieder auftritt (zum Beispiel in Diskussionen mit Ihrem Vorgesetzten oder Partner). Überlegen Sie sich, wie Sie sich beim nächsten Mal anders verhalten könnten, als Sie es normalerweise in dieser Situation tun. Am besten so anders, dass Sie Ihr Gegenüber garantiert überraschen. Und dann testen Sie, was passiert. Dieses Spiel können Sie mehrmals mit unterschiedlichem Verhalten spielen. Wichtig ist nur, dass Sie im Anschluss auch für sich reflektieren und Ihre Schlüsse aus Ihrer Verhaltensänderung ziehen.

Machen Sie eine Expedition!

Nehmen Sie sich ein Wochenende oder eine Woche Zeit (je mehr Zeit Sie investieren, desto besser), um Neuland zu entdecken. Natürlich gibt es heute kaum noch unentdeckte Orte auf dieser Welt, aber Sie kennen sicher noch nicht alle. Ihre persönliche Expedition muss Sie aber auch gar nicht ans Ende der Welt führen – die Wälder, Berge, Seen und Meere Deutschlands sind aufregender als Sie vielleicht denken. Legen Sie den Fokus Ihrer Expedition darauf, die Natur für sich persönlich neu zu entdecken – vielleicht sogar zu Fuß oder mit dem Rad, mit Zelt und Schlafsack. Sie werden überrascht sein, wie viel Sie von ihr lernen können.

hier nicht. Ersetzen Sie bitte ab sofort jedes ›Das kann ich nicht‹ mit einem ›Ich probier's‹.« Wir haben nach diesem holprigen, aber auch Weichen stellenden Auftakt noch lange miteinander gearbeitet.

Herausforderungen suchen

Egal wie alt Sie sind – es ist nie zu spät, neue Bewegungen zu lernen (oder alte Bewegungsmuster zu reaktivieren). Gibt es eine körperliche Herausforderung, die schon lange in Ihrem Kopf herumschwirrt, deren Umsetzung Sie bislang aber nie so richtig vorangetrieben haben? Jetzt ist die Zeit gekommen, genau das zu tun. Beginnen Sie Hip-Hop zu tanzen, besteigen Sie einen Berg, durchqueren Sie eine Wüste, balancieren Sie auf einer Slackline von Baum zu Baum, schwimmen Sie durch Ihren Lieblingssee. Das wird wahrscheinlich nicht von heute auf morgen klappen, aber mit jedem Tag, an dem Sie üben, werden Sie näher herankommen. Denn jeder dieser Tage bringt wertvolle Erfahrungen. Denken Sie daran, den Weg zu genießen!

Pflanzen Sie einen Baum!

Eine wunderbare Möglichkeit, die Welt zu verändern, ist, sie mit Leben zu füllen. Pflanzen Sie einen Baum! Am besten eigenhändig und irgendwo, wo Sie ihn wachsen sehen. In meiner Geburtsstadt Berlin steht noch heute der Ginkgo, den meine Eltern zu meiner Geburt gepflanzt haben – ein herausragendes Gefühl! Sie können aber auch Organisationen unterstützen, die Bäume pflanzen, zum Beispiel *I plant a tree* (www.iplantatree.org), *Plant for the planet* (www.plant-for-the-planet.org) oder das *Waldkaufhaus* der Stiftung Unternehmen Wald (www.wald-kaufhaus.de).

Versenken Sie Probleme!

Schreiben Sie Dinge, die Sie belasten und die Sie nach reiflicher Überlegung (oder intuitiv) nicht länger mit sich herumschleppen, sondern einfach loslassen wollen, mit einem dicken Stift auf faustgroße Steine. Machen Sie einen Spaziergang an einen See und werfen Sie die Steine hinein. Nicht wahllos oder mehrere auf einmal – nehmen Sie sich für jedes Problem die Zeit, es noch einmal anzusehen, laut vorzulesen – und dann: Weg damit!

Werden Sie zur Inspiration!

Wenn Sie Veränderung anstoßen wollen, sei es in Ihrem Unternehmen, in der Familie oder der Partnerschaft, geben Sie Impulse, inspirieren Sie, überzeugen Sie, aber verordnen Sie nicht! Machen Sie ruhig mal eine kleine schriftliche Aufstellung von den Dingen, die Sie vorleben möchten, gucken Sie sich diese Liste regelmäßig an – und überprüfen Sie, wie zufrieden Sie mit Ihrer eigenen Inspirationsrolle sind.

ZUSAMMENFASSUNG

- Das *Survival of the fittest*-Prinzip wird grundsätzlich missverstanden: Nicht der Stärkste überlebt, sondern der, der sich am besten anpassen kann.

- Uns gelingt es dann am besten, mit Veränderung umzugehen, wenn Körper und Geist eine echte Einheit bilden.

- Neue Reize sind die Voraussetzung dafür, dass unser System sich verändern kann.

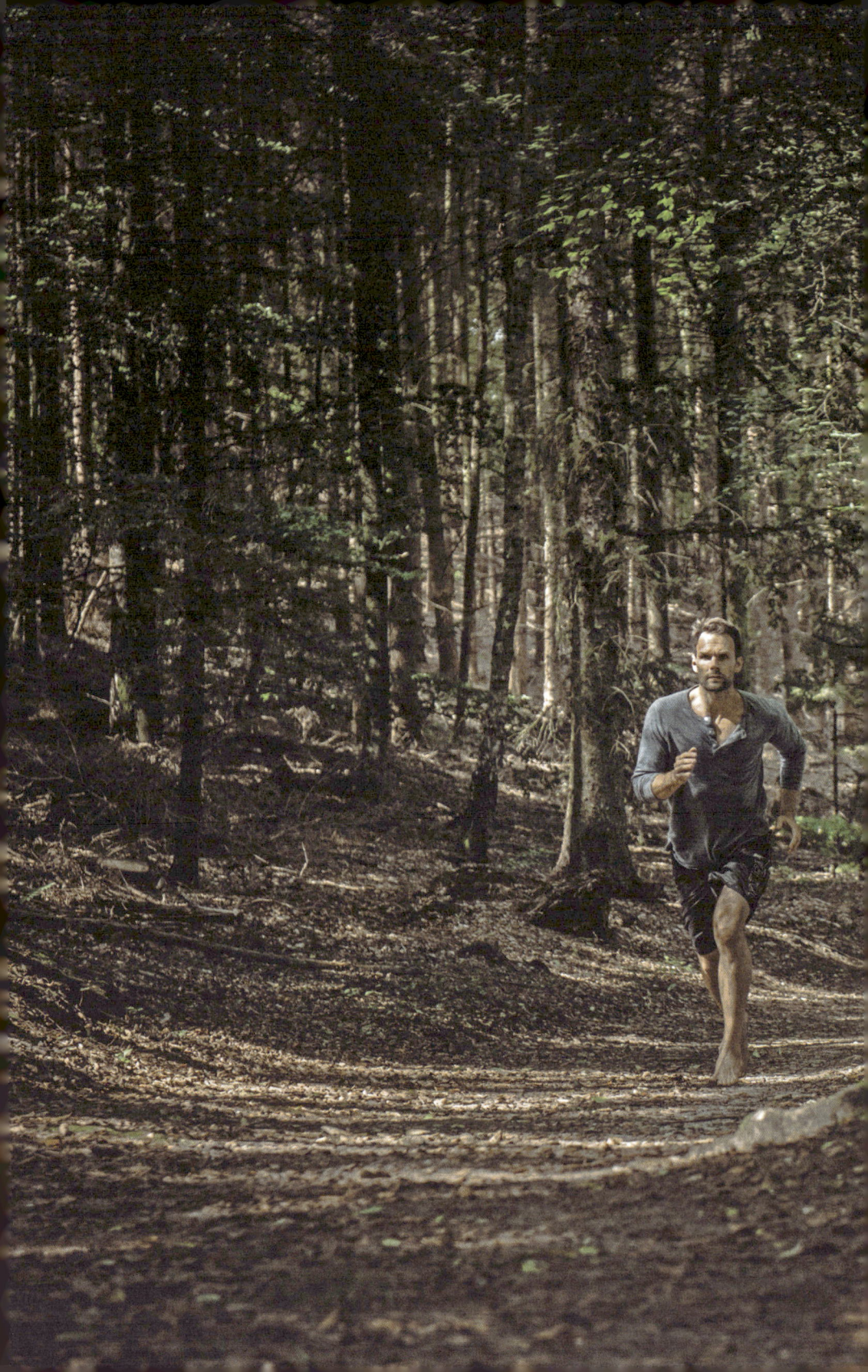

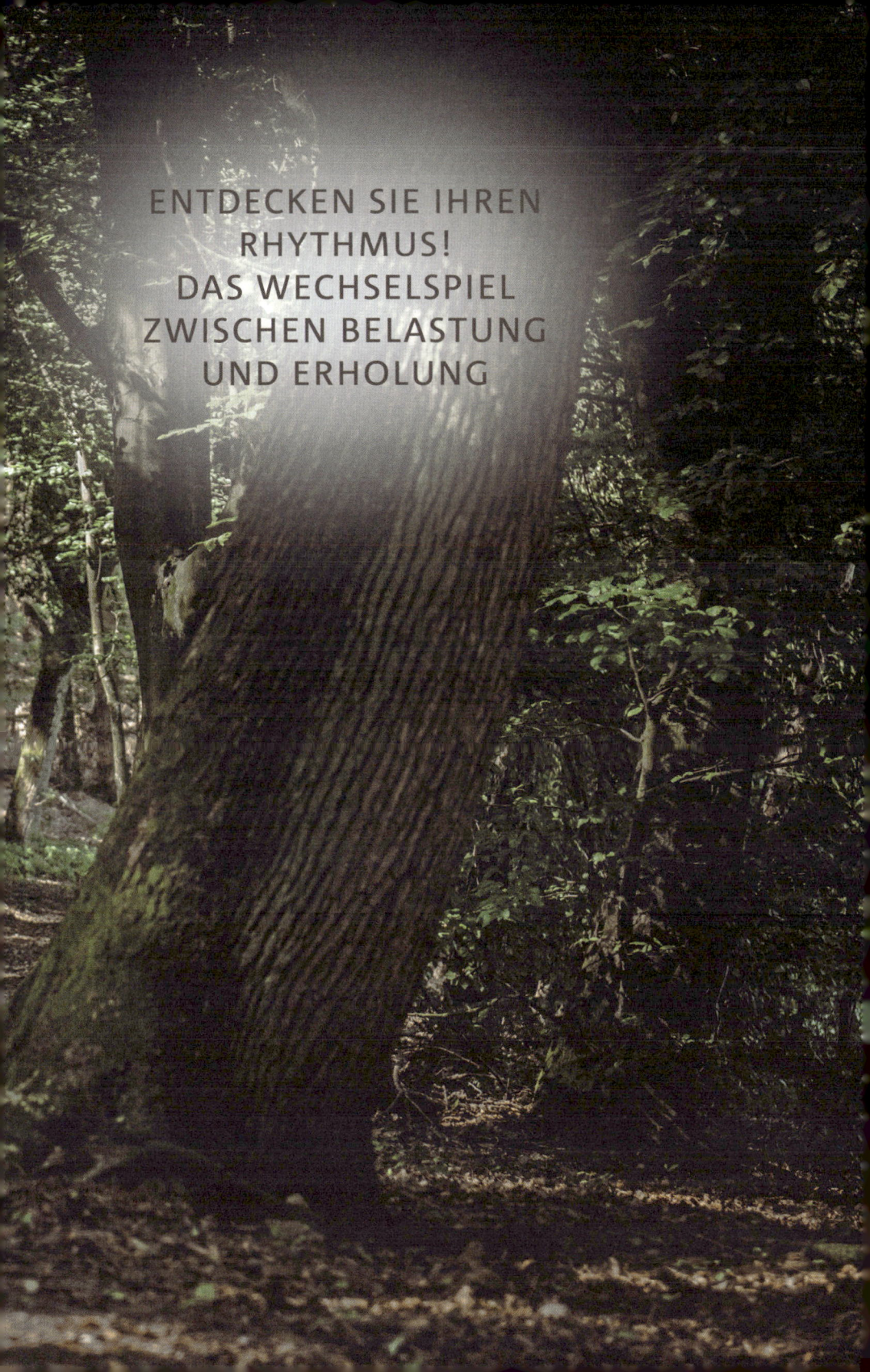

Entdecken Sie Ihren Rhythmus! Das Wechselspiel zwischen Belastung und Erholung

Von der großen Kunst, die Balance zu wahren

Wussten Sie, dass es in Island erst seit zehn Jahren montags Zeitungen gibt? Bis dahin wurde sonntags einfach nicht gearbeitet, nicht einmal in den Redaktionen des Landes. Das war lange völlig normal, bis der Marktdruck von außen zu groß wurde.

Alles in der Natur unterliegt einem wiederkehrenden Rhythmus.

Erholung ist unglaublich wichtig. Belastung aber auch. Sie müssen nur gut aufeinander abgestimmt sein – und das ist heute eine der größten Herausforderungen überhaupt. Alles in der Natur unterliegt einem wiederkehrenden Rhythmus, da sind die Jahreszeiten, Tag und Nacht, Leben und Tod, die Gezeiten. Auch der Mensch ist als Teil der Natur auf einen Rhythmus angewiesen. So weit, so simpel. Die Welt, in der wir heute leben, macht es uns allerdings immer schwerer, unserem Rhythmus zu folgen – weil sie bestimmt wird von Dingen, die keinen Rhythmus haben. Smartphones, Laptops, Autos, Flugzeuge und Glühbirnen, sie alle sind 24 Stunden am Tag verfügbar. Sie schaffen eine Infrastruktur, in der Informationen, Daten und Personen jederzeit und immer schneller von A nach B gelangen können. Im Angesicht des gesellschaftlichen und wirtschaftlichen Wettbewerbs machen wir da gerne mit und verlieren so immer mehr das Gefühl für das Zusammenspiel von Be- und Entlastung.

Es ist nicht so, dass früher alles besser war. Wirklich nicht. Die Zeit zurückzudrehen, ist weder eine Option noch sollte es unser Wunsch sein. Aber um heute besser, erfolgreicher und zufriedener leben zu können, müssen wir erkennen (und akzeptieren), dass wir keine Maschinen sind. Wir sind Natur. Und das bedeutet nun mal unter anderem, dass wir einen Rhythmus brauchen. Rhythmen helfen uns, besser zu funktionieren und gesünder zu leben. Und: Ohne ist es verdammt langweilig! Kennen Sie das, wenn Menschen immer in der gleichen Tonlage sprechen, am besten noch ohne Pausen und Tempowechsel? Da will doch keiner zuhören. Auch Sprache wird erst lebendig und spannend, wenn sie einen Rhythmus hat.

Haben Sie schon einmal erlebt, dass Ihr Herz seinen regelmäßigen Schlagrhythmus verliert? Ich wünsche es Ihnen nicht, denn das ist ein sehr unbehagliches Gefühl. Ähnlich mies fühlt es sich an, wenn die Atmung auf einmal stockt. Sowohl Herz als auch Atmung haben je nach Anforderung und Situation verschiedene Tempi drauf, aber sie folgen im besten Fall immer einem regelmäßigen Rhythmus.

Wenn Sie sich selbst dabei erwischen, dass Sie mal »vor sich hin-träumen« und Ihr Blick irgendwo in der Leere hängenbleibt – freuen Sie sich! In diesen Momenten verarbeitet Ihr System Informationen (und blendet dafür eine Zeit lang alle neuen aus). Wenn Kinder mit-ten im Spiel plötzlich innehalten und vor sich hin zu starren schei-nen, dann verarbeiten Sie Informationen. Wehe, Sie rufen einem Kind in diesem Moment »Hey, träum nicht!« zu.

Lassen Sie uns einen Blick auf die Rhythmen werfen, die Sie für Ihr eigenes Wohlbefinden und die Entwicklung Ihrer natürlichen Power aktivieren sollten.

Das Nichtstun genießen

Hand aufs Herz: Können Sie das überhaupt noch: nichts tun? Ich habe als Student mal einige Wochen in einem Verschlag aus Palmenblättern an der mexikanischen Karibikküste gewohnt. Hängematte, feinster Sand, türkisblaues Meer und eiskaltes Corona. Das war nicht so schlecht. Aber ich habe eine ganze Zeit gebraucht, bis ich akzeptiert hatte, dass es völlig okay ist, mal eine Stunde oder auch mehrere nichts zu tun. Nicht lesen, nicht reden, am besten noch nicht einmal denken.

Dadurch, dass Druck weggenommen wird, kann eine neue Sehnsucht entstehen. In den Phasen des absoluten Nichtstuns liegt unglaublich viel Energie. Schaffen Sie sich kleine Nichtstun-Inseln in Ihrem Alltag. Wenn sie Ihnen gut tun, sorgen Sie dafür, dass es mehr werden. Ein besonderes Phänomen längerer Phasen des Nichtstuns ist, dass Sie irgendwann wieder das (vollkommen natürliche) Bedürfnis bekommen, aktiv zu werden. Ich kann Ihnen nur empfehlen, diesen Prozess einmal mit aller Geduld zu durchlaufen, denn Sie werden danach mit einer anderen Einstellung an viele Tätigkeiten herangehen. Dadurch, dass Sie den Druck wegnehmen, kann eine neue Sehnsucht entstehen. Es ist ein bisschen so wie der Rat, den der Philosoph Alain Watts vor einigen Jahren in einem Vortrag jungen Menschen mit auf den Weg gab: *What if money was no object?* Was wäre, wenn Geld keine Rolle spielen würde? Was würdest du tun wollen? Welche Tätigkeit würde dir Spaß machen? Wenn du das herausgefunden hast, dann mach es mit aller Leidenschaft – und du wirst darin irgendwann so gut werden, dass sich ganz sicher genügend Leute finden werden, die dich dafür bezahlen.

Den Biorhythmus erkunden

Die Funktionen unseres Organismus unterliegen klar erkennbaren regelmäßigen Veränderungen. Sie schwanken in wiederkehrenden Zyklen. Diese kontinuierlichen Veränderungen werden auch Biorhythmen genannt. Dazu zählen der Schlaf-wach-Rhythmus, der Aktivitätszyklus, der Nahrungsaufnahme- und Trinkrhythmus, der Körpertemperaturrhythmus, aber auch hormonelle Rhythmen oder die regelmäßige Erneuerung der Blutkörperchen. Wir haben eine Art innere Uhr, die uns Signale gibt, wann wir aktiv sein und wann wir uns ausruhen sollten. Die Kunst ist es, diese Signale zu hören und vor allem, angemessen auf sie zu reagieren.

Wir sind auf so vielen Ebenen aus dem Rhythmus geraten, dass es nicht verwundert, wenn unser System immer wieder ins Stottern gerät. **Unzählige Herausforderungen warten heute auf unseren inneren Taktgeber.** Unzählige Herausforderungen warten heute auf unseren inneren Taktgeber: Nacht- oder Schichtarbeit, Abende, an denen wir durch Clubs tanzen, Langstreckenflüge, Zeitumstellungen. Die Tage werden durch künstliches Licht länger, die Lebensrhythmen haben mit Licht- und Dunkelzeiten immer weniger zu tun oder ändern sich kurzfristig. Unser System kann das ganz gut auffangen – vorübergehend. Auf Dauer führt diese Schwerstarbeit aber zu heftigen Störungen.

Die Wissenschaft unterscheidet zwei sogenannte Chronotypen: Die einen, die »Eulen«, sind abends noch lange fit, gehen spät ins Bett und schlafen morgens am liebsten etwas länger. Die anderen, die »Lerchen«, gehen eher früh ins Bett, stehen dementsprechend früher auf und haben ihr Aktivitätshoch in der ersten Tageshälfte. Da die Eulen und Lerchen beide in etwa gleich verbreitet sind, ist klar, dass generelle Arbeits- oder Schulzeiten und andere vorgegebene Rhythmusstrukturen immer gesundheitliche Nachteile für viele von uns mit sich bringen.

Tagesablauf dem Biorhythmus anpassen

Versuchen Sie aber nicht verzweifelt, Ihre innere Uhr umzustellen. Das ist kaum möglich. Schließlich basiert Ihr Chronotyp auf einer genetischen Prädisposition. Versuchen Sie lieber, Ihren Tagesablauf, Ihre Aktivitäten und so weiter so gut wie möglich nach Ihrem persönlichen Biorhythmus auszurichten. Allein die Erkenntnis, dass die abendliche Müdigkeit etwas mit dem eigenen natürlichen Rhythmus zu tun hat und nichts mit mangelnder Selbstdisziplin, kann aber auch schon sehr entlastend sein.

Die sogenannte Work-Life-Balance

Der Begriff der Work-Life-Balance hinkt gewaltig. Oder ist Arbeitszeit keine Lebenszeit? Natürlich ist sie das. Und genauso ist die Arbeit Teil unseres Lebens. Und zwar unabhängig davon, dass Arbeitszeit und Freizeit heute mehr und mehr ineinanderfließen. Wie sehr Sie Arbeit und Freizeit voneinander trennen sollten, hängt sehr davon ab, wie Ihr Job aussieht, und vor allem, wie er sich für Sie anfühlt. Wenn Sie beruflich vogelkundliche Führungen durch die regionalen Wälder machen oder generell all das, was Sie sich für Ihre Freizeit wünschen, auch in Ihrem Beruf finden, werden Sie keine große Trennung brauchen.

Hinterfragen Sie die Bedingungen und die Inhalte Ihrer aktuellen Tätigkeit. Sollte das nicht so sein, sehen Sie zu, dass Sie in rhythmischer Regelmäßigkeit klare Grenzen ziehen: keine beruflichen Tätigkeiten am Wochenende, kein Checken der beruflichen Emails nach

Feierabend, einen kompletten Offline-Tag im Monat, eine Offline-Woche im Jahr, keine Mittagsverabredungen mit Kollegen mehr – alles Möglichkeiten, um Freiräume zu schaffen. Und natürlich ist es an dieser Stelle angebracht, die Bedingungen und die Inhalte, die Ihre aktuelle Tätigkeit mit sich bringt, zu hinterfragen. Interessanterweise fällt es allerdings in Jobs, die mehr Freiheit suggerieren, in der Praxis oft schwerer, die Balance zu wahren. Flexible, frei einteilbare Homeofficetätigkeiten führen zum Beispiel schnell zu einem Gefühl des Ständig-verfügbar-sein-Müssens.

Grenzen ziehen

Ziehen Sie einfach mal eine der oben vorgeschlagenen Grenzen und schauen Sie, was das mit Ihnen macht! Schon eine Offline-Woche in den Bergen oder eine Woche ohne Kollegengespräche in der Mittagspause (in denen sowieso nur gejammert wird) kann Ihnen die Augen öffnen.

Gesundheit und Krankheit

Erlauben Sie sich, krank zu sein! Nie krank zu sein, ist nicht gesund. Denn eine Erkältung oder Grippe ist in der Regel das Signal des Körpers: Das ist mir gerade alles zu viel, ich muss mich erholen. Fieber beispielsweise bewirkt das Abtöten von Krankheitserregern durch Temperaturerhöhung. Grippale Effekte etwa stärken das Immunsystem: Der Körper empfängt einen Reiz (Grippeviren) und rüstet sich im Anschluss umso besser für den nächsten »Angriff« (siehe dazu auch das Prinzip der Superkompensation im folgenden Abschnitt »Training und Erholung«). Die Mediziner sind sich mittlerweile sogar sicher, dass nur, wer ein gutes Immunsystem hat, zu einer starken Abwehrreaktion fähig ist. Sprich: Je heftiger die Erkältung, desto resistenter sind Sie. Es ist verlockend, Krankheitssymptome mit Medikamenten zu unterdrücken, manchmal kann es auch angebracht sein – aber lassen Sie bei Ihrer Entscheidungsfindung, wie Sie mit einer Krankheit umgehen wollen, nie den Körper und die natürlichen Bedürfnisse Ihres Systems außen vor.

Training und Erholung

Wir werden nicht fitter, während wir trainieren. Erst nach dem Trainingsreiz passt sich der Körper allmählich an die vorangegangene Belastung an. Genau genommen sind wir direkt nach einem Training sogar deutlich leistungsschwächer als vorher – sonst könnten wir die gleiche Einheit ja locker direkt noch einmal genau so wiederholen. Unser Körper merkt sich den Trainingsreiz aber und bereitet sich darauf vor, dass er noch einmal erfolgt. Er bringt die Leistungskurve aus dem unmittelbaren Tief langsam auf eine Höhe, die über dem Ausgangsniveau liegt. Er superkompensiert, wie es in der Sportwissenschaft heißt.

Erwischen Sie mit den Trainingsreizen das Superkompensationszeitfenster, werden Sie stetig besser.

Das Zeitfenster dieses Leistungsniveauhochs abzupassen und genau darin den nächsten Trainingsreiz zu setzen, ist die hohe Kunst des körperlichen Trainings. Kommen die folgenden Trainingsreize zu früh, ist das Leistungsniveau noch unter Ausgangsniveau – und wandert immer weiter in den Keller. Kommen die folgenden Trainingsreize zu spät, ist das Leistungsniveau längst wieder vom Kurzzeit-Hoch auf Ausgangsniveau zurückgependelt – Sie treten auf der Stelle. Erwischen Sie mit den folgenden Trainingsreizen aber immer das Superkompensationszeitfenster, werden Sie stetig besser.

Voraussetzung für das Funktionieren dieses Prinzips ist allerdings, dass Sie Ihrem Körper auch neue Reize liefern, sprich: ihn aus der Reserve locken. Und diese Reize sollten dann individuell und je nach Leistungsniveau wohldosiert sein. Sich wiederholende Rhythmen könnten zum Beispiel die in der folgenden Übung genannten sein.

Der richtige Trainingsrhythmus

Bespiele für einen guten Trainingsrhythmus sind diese:

- ein Tag intensives Ganzkörpertraining / zwei Tage Erholung
- ein Tag intensives Ganzkörpertraining / ein Tag locker laufen / ein Tag Erholung
- ein Tag Tempolauf / ein Tag Erholung / ein Tag locker laufen / ein Tag Kraftübungen

Diese Liste ließe sich beliebig fortsetzen. Das Wichtigste beim Finden Ihres eigenen Trainingsrhythmus ist, dass Sie in Ihren Körper hineinhören und ihm im Zweifel eher etwas mehr Erholung gönnen. Probieren Sie aus – achtsam und spielerisch!

Alles für den Schlaf

Aus einer guten Nachtruhe können Sie so viel Kraft ziehen, dass es regelrecht fahrlässig erscheint, sie nur als Überbrückung zwischen zwei Tagen zu sehen. Während wir schlafen, erholt sich unser System, es speichert die Erlebnisse und Informationen des Tages ab und baut sogar neue Strukturen auf. Wer regelmäßig zu wenig schläft, mag den Eindruck haben, er gewinne Zeit. In Wahrheit verkürzt er seine Lebenserwartung deutlich. Wie fit und konzentriert wir sind, wie wohl und wie gesund wir uns fühlen, all das hängt von unserer Schlafqualität ab. Untersuchungen in Unternehmen haben ergeben, dass Angestellte mit einem schlechten Schlaf doppelt so oft fehlen und den Arbeitgeber dreimal so viel kosten wie Angestellte mit einem guten Schlaf. Wie viel Schlaf optimal ist, lässt sich pauschal nicht sagen. Je nach Typ, Gesundheitszustand, Alter, Geschlecht und den individuellen Umständen variiert der Richtwert zwischen fünf und zehn Stunden. Sie müssen das testen – wenn Sie sich am nächsten Tag fit fühlen, haben Sie ausreichend geschlafen.

Schlafen Sie gut!

Und so schlafen Sie besser ein: Keine schweren und späten Mahlzeiten am Abend. Verbringen Sie die letzten 30 bis 60 Minuten vor dem Schlafengehen mit einer entspannenden Tätigkeit (zum Beispiel Spaziergang, ruhige Musik oder lesen, kein Reizfeuerwerk aus dem Fernseher). Grübeln Sie beim Einschlafen nicht und versuchen Sie nicht, Probleme zu lösen, sondern holen Sie positive Erinnerungen hervor, schreiben Sie am besten vor dem Hinlegen noch einmal alle unerledigten Dinge des Tages und die To-dos für morgen auf einen Zettel und legen Sie diesen beiseite. Legen Sie sich erst ins Bett, wenn Sie müde sind, sorgen Sie dafür, dass der Raum, in dem Sie schlafen, gut abgedunkelt ist (im besten Fall stockdunkel) und öffnen Sie das Fenster.

In keiner anderen Kultur ist Schlafen so negativ besetzt wie in der westlichen. In China beispielsweise gilt der Rhythmus von Schlafen und Wach-

Suchen Sie nach Möglichkeiten, einen Mittagsschlaf zu machen, wenn Ihnen danach ist.

sein noch heute als Ausdruck des Yin und Yang, als wichtiger Bestandteil eines Lebens in Balance. Das sogenannte Powernapping ist in Asien vollkommen akzeptiert. Wer in Deutschland zwischendurch mal zehn Minuten auf seinem Schreibtisch schläft, wird nach wie vor mehr als komisch angeguckt. Dabei kann zum Beispiel ein Mittagsschlaf erstaunlich viel neue Energie bringen. Suchen Sie nach Möglichkeiten, einen zu machen, wenn Ihnen danach ist. Vielleicht gibt es ja noch andere, die nur darauf gewartet haben, dass sich mal jemand für einen kleinen Mittagsschlafraum einsetzt?

Gehen Sie wellenreiten!

Wunderbar greifbar wird der Rhythmus der Natur, wenn Sie auf einem Surfboard durch die Wellen paddeln. Sie können gar nicht anders, als sich auf den Rhythmus der Wellen einzulassen. Sie werden schnell merken: Die Wellen sind nicht immer gleich groß, brechen unterschiedlich – und Sie müssen in dem Moment, in dem die richtige Welle kommt, alle Kräfte mobilisieren (also paddeln, was die Arme hergeben), um von ihr mitgenommen zu werden und sie ein Stück weit zu surfen. Danach heißt es wieder: warten, die richtige Position im Wasser finden, antizipieren und Kräfte sammeln, bis wieder ein richtiger Moment kommt. Sich aus eigener Kraft im wilden Meer zu behaupten und eins zu werden mit den Wellen, ist darüber hinaus ein unglaublich archaisches, tolles Gefühl. Machen Sie einen Wellenreitkurs! Selbst kleine Wellen erzeugen den beschriebenen Effekt.

Rituale pflegen

Der Mensch ist ein Gewohnheitstier. Das bremst unsere natürliche Power manchmal ganz schön aus, ist aber auch eine Eigenschaft, die wir nicht verdammen sollten. Denn Gewohnheiten können unserem System einen gesunden Rhythmus geben. Es kommt auf das Wechselspiel an: zwischen diesen Gewohnheiten, also einer Grundstruktur, und neuen Reizen. Vielleicht hilft es Ihnen, den Begriff Gewohnheiten einfach mit dem Begriff Rituale zu ersetzen. Das klingt kraftvoller. Und letztlich geht es doch auch im religiösen oder spirituellen Umfeld, wo der Begriff Ritual ja oft verwendet wird, ganz nüchtern betrachtet um Struktur, um wiederkehrende Abläufe und Handlungen.

Wichtig ist, dass Sie Rituale nicht mit aller Macht und ohne Rücksicht auf die Umstände durchziehen.

Nutzen Sie die Kraft ganz persönlicher und gemeinschaftlicher Rituale! Das können die zehn Minuten Beweglichkeitsübungen am Morgen sein oder der große Sonntagnachmittagspaziergang. Wichtig ist nur, dass die Rituale nicht zwanghaft werden und Sie sie nicht mit aller Macht und ohne Rücksicht auf die Umstände oder andere Personen durchziehen oder Sie irgendwann völlig aufgeschmissen sind, wenn mal etwas dazwischenkommt. Bleiben Sie locker! Nur so fühlt sich Rhythmus gut an.

ZUSAMMENFASSUNG

- Alles in der Natur folgt einem Rhythmus.

- Der Mensch ist Natur (und keine Maschine), also braucht er auch einen Rhythmus.

- Viele Dinge, die heute unser Leben bestimmen (zum Beispiel technische Geräte), haben keinen Rhythmus – dadurch verlieren wir unseren eigenen immer mehr.

- Es gibt viele verschiedene Rhythmen, denen wir mehr Beachtung in unserem Leben schenken sollten: der individuelle Biorhythmus, Belastung und Entspannung, eine gute Nachtruhe oder das Zulassen des Krankseins.

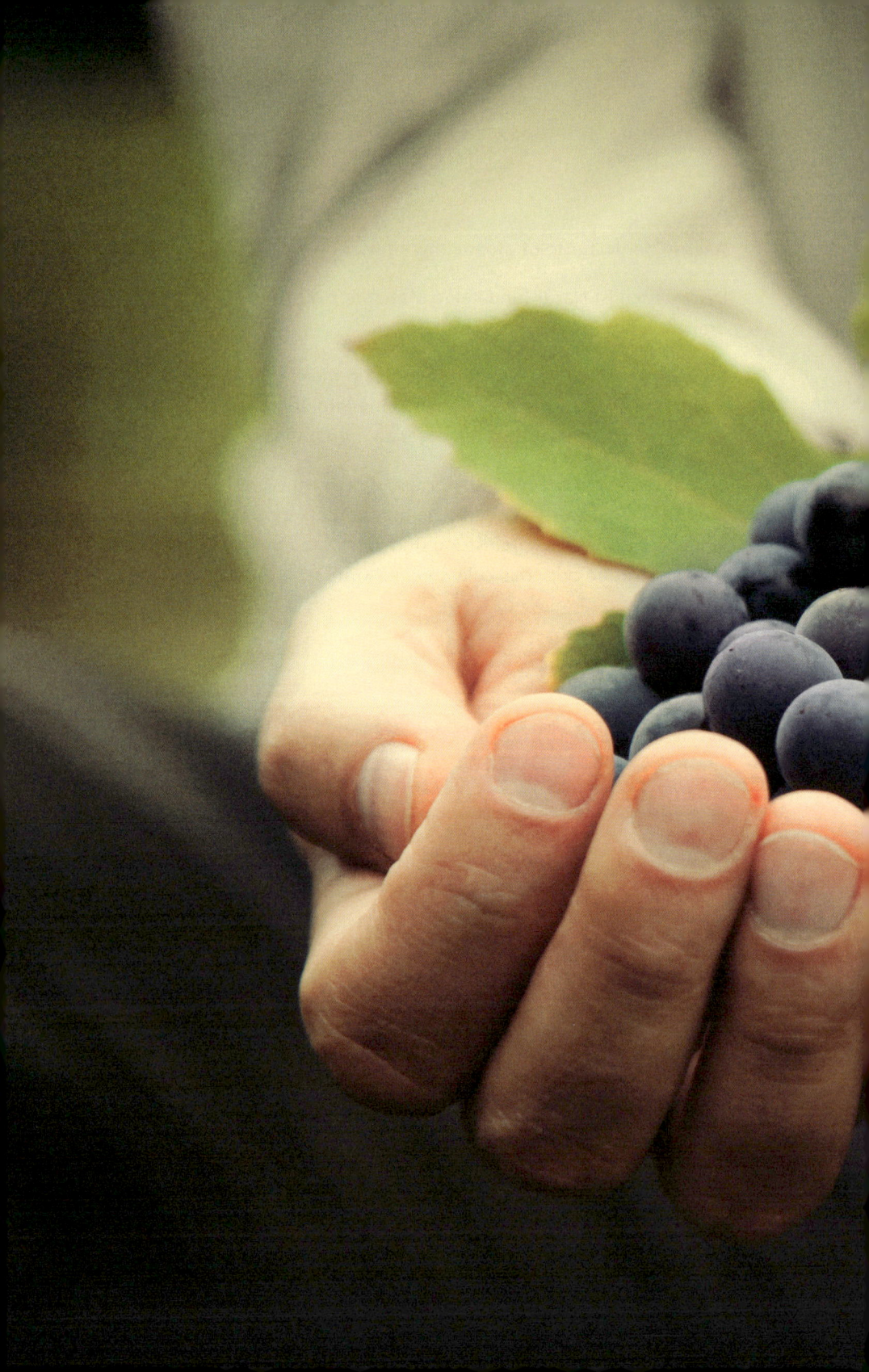

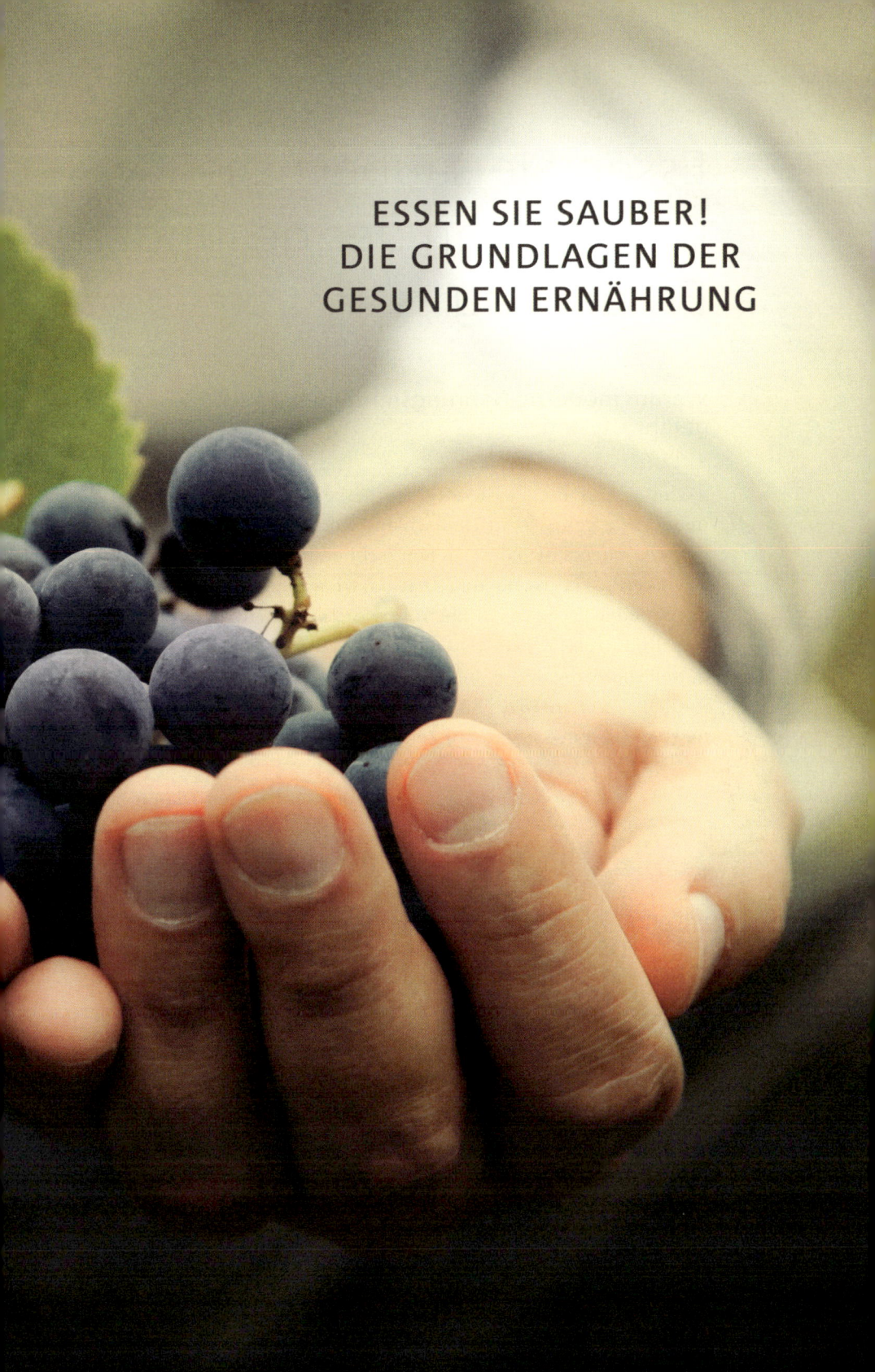

ESSEN SIE SAUBER!
DIE GRUNDLAGEN DER
GESUNDEN ERNÄHRUNG

Essen Sie sauber! Die Grundlagen der gesunden Ernährung

Warum moderne Nahrungsmittel und Diättrends so gefährlich sind

»What's your diet?« ist unter körperbewussten Amerikanern das neue »Wie gehts?«. In Deutschland können Sie diese Frage mittlerweile auch fast jedem stellen, schließlich folgt ein Großteil der Bevölkerung ja irgendeiner Diät oder hat zumindest schon einmal die ein oder andere ausprobiert bzw. sich mit Diättrends beschäftigt. Nur: Im Englischen versteht man unter »diet« eigentlich eine dauerhafte Ernährungsweise, im deutschen Sprachgebrauch steht Diät für zeitlich begrenzte Disziplinierung. Genau das ist das Problem bei den meisten Diäten: Sie sind auf Zeit angelegt, fastenartig.

Am Ende der Diät kommt meist der Jo-Jo-Effekt mit einem demotivierenden Teufelskreis.

Und fast jede der zahlreichen Diäten bringt zunächst einmal Erfolge, unabhängig davon, ob Sie dabei nun auf Kohlenhydrate verzichten oder auf Fette, besonders viel Fleisch essen oder Unmengen von Äpfeln. Einfach, weil Sie sich auf einmal viel bewusster mit Ihrer Ernährung (und im gleichen Zuge meist auch mit Ihrem Lebenswandel) beschäftigen. Und am Ende der Diät kommt meist der Jo-Jo-Effekt, weil Sie bei vielen Diäten während Ihrer Enthaltsamkeit nicht nur Gewicht und Körperfett verlieren, sondern auch Muskelmasse. Und da Muskeln Energie verbrennen, bedeuten weniger Muskeln auch weniger Grundenergieumsatz. Wenn Sie jetzt bei weniger benötigter Energie aber wieder auf die

Essgewohnheiten und damit die Energiezufuhr von vor der Diät übergehen, ist der Energie- bzw. Kalorienüberschuss noch größer, als er es ohnehin schon war – ein demotivierender Teufelskreis.

Deswegen ist es so wichtig, Schluss zu machen mit Diäten! Streben Sie eine dauerhaft gesunde, in den Alltag integrierbare Ernährungsweise an, die dem Körper nichts vorenthält, sondern ihm all das, was er braucht, in mehr als ausreichendem Maß zur Verfügung stellt. Das geht nicht? Doch, mit der nötigen Bereitschaft zur Veränderung ist das durchaus möglich.

Trends wie die vegane oder auch die sogenannte Paleo-Ernährung zeigen, dass sich neben dem vermutlich auf ewig existierenden Verlangen nach Viel-weniger-wiegen-in-ganz-kurzer-Zeit ein neues Bewusstsein für eine dauerhafte und nachhaltige Ernährungsumstellung etabliert. Und interessanterweise haben gerade die beiden genannten Trends einen großen Naturbezug – der Veganismus einen vornehmlich ethisch-natürlichen, die Paleo- oder auch Steinzeiternährung einen evolutiv-natürlichen. Leider ist es mit Ernährungsweisen ähnlich wie mit Religionen: Ihre Jünger akzeptieren oft keine andere als die eigene Überzeugung.

Ich möchte Sie auch beim Thema Ernährung wieder dazu ermutigen, auf Ihr System zu hören – eher auf Ihren Körper als auf all das, was Ihnen Medien, Freunde, Kollegen und selbsternannte Food-Missionare um die Ohren hauen. Was tut Ihnen gut? Um das herauszufinden, müssen Sie (wie Sie bereits wissen) alles Gelernte vergessen. Das ist enorm wichtig! Denn uns ist selbst von vermeintlich vertrauenswürdigen Stellen wie der Deutschen Gesellschaft für Ernährung über Jahrzehnte hinweg regelrechter Quatsch erzählt worden. Zum Beispiel, dass Getreide und vor allem Weizen eine gesunde Ernährungsbasis ist. Oder von Ärzten. Ich litt als Student eine Zeit lang unter einer Vergrößerung der arteriovenösen Gefäßpolster unter der

Enddarmschleimhaut. Auf Deutsch: Ich hatte Hämorrhoiden. Das und auch die Behandlung sind nicht gerade angenehm. Mein Arzt empfahl mir, was die meisten Ärzte in solchen Fällen empfehlen: Ich sollte meine Ernährung umstellen. »Essen Sie viele Vollkornprodukte, die enthalten Ballaststoffe und verbessern Ihre Verdauung.« Auch damit bekam ich meine Probleme aber nicht wirklich in den Griff. Erst als ich mich aus einem anderen Grund über einige Wochen völlig getreidefrei ernährte, bemerkte ich, wie sich etwas änderte. Die Probleme waren weg. Ich finde das nicht nur erstaunlich, sondern ehrlich gesagt erschreckend: Die Empfehlung meines Arztes war komplett falsch.

Vertrauen Sie auf Ihren Instinkt und hinterfragen Sie. Seien Sie bereit, antrainierte Gewohnheiten aufzugeben und neuen eine Chance zu geben. Ohne Brot könnten Sie nicht leben? Probieren Sie es aus! Ohne die tägliche Portion Fleisch werden Sie nicht satt? Probieren Sie es aus!

Aus welchem Kraftstoff unser eigenes System seine Energie gewinnt, kümmert uns weniger. Fest steht: Die Versorgung unseres Körper behandeln wir meist immer noch stiefmütterlich. Wir achten peinlich genau darauf, welche Cremes wir an unsere Haut lassen oder welches Benzin in den Tank unseres Autos gelangt – aber aus welchem Kraftstoff unser eigenes System seine Energie gewinnt, das kümmert uns weniger. Hauptsache, es läuft. Dass wir energievoller, antriebsstärker und wacher und damit auch gesünder, zufriedener und erfolgreicher durchs Leben gehen könnten, wenn wir uns besser ernährten – vernachlässigtes Potenzial.

Ich möchte Ihnen in diesem Kapitel erläutern, was sich nach jahrelangem praktischen Selbststudium für mich persönlich als sinnvollste, weil natürlichste Form der Ernährung herauskristallisiert hat. Viele der Impulse, die ich Ihnen geben möchte, lassen sich wissenschaftlich hervorragend belegen, aber das ist nicht entscheidend. Entscheidend ist, dass Sie sich wohlfühlen und das Gefühl haben, neue Energie freisetzen zu können.

Grundsätzlich folge ich der Logik, dass der Mensch sich an viele moderne Nahrungsmittel biologisch noch gar nicht anpassen konnte. Weil moderne Nahrungsmittel unter dem Einsatz von Technologie und rasant schnell weiterentwickelt werden – viel schneller, als das menschliche System es vermag (für das technologische Manipulationen größtenteils ja Gott sei Dank noch tabu sind). Da kann der Weizen noch so »bio« sein, wenn er technologisch auf maximalen Ertrag gezüchtet ist, kann er trotzdem ungesünder sein als gar kein Weizen.

Die Getreidelüge

Getreideprodukte sollten die Grundlage unserer Ernährung sein – das propagierten über lange Zeit hinweg die sogenannten Ernährungspyramiden verschiedenster Institutionen. Das international bekannteste und einflussreichste dieser Pyramidenmodelle entwickelte bezeichnenderweise das US-Landwirtschaftsministerium (und baute die Bedeutung des Getreides für die Versorgung der Weltbevölkerung damit systematisch aus). Die Frage ist nur: Warum sind wir in all den Jahren trotzdem immer dicker, kranker und unfitter geworden?

Die permanente Manipulation der Getreidesorten hat sicher einen großen Anteil daran. Der Weizen, die mit Abstand am meisten verbreitete Getreidesorte in Deutschland, ist das beste Beispiel. Der amerikanische Arzt William Davis hat ein ganzes Buch über dieses Beispiel geschrieben: *Die Weizenwampe*. Darin beschreibt Davis, wie der Mensch die natürliche Evolution des Weizens (die lange Hand in Hand mit der des Menschen verlief) drastisch beschleunigt hat, vor allem innerhalb der letzten 50 Jahre. Weil Weizen einfach unglaublich anpassungsfähig ist und praktisch überall wächst, hat der Mensch ihn konsequent auf gute Erträge und Robustheit gegenüber Krankheiten, Dürre und Hitze getrimmt.

Deshalb hat er heute einen Glutengehalt von bis zu 15 Prozent, im Vergleich zu fünf Prozent vor 50 Jahren. Das Klebereiweiß Gluten führt selbst bei Menschen, die keine getestete Glutenunverträglichkeit haben, oft zu Entzündungsreaktionen des Organismus – genau wie die Proteingruppe der sogenannten Amylase-Trypsin-Inhibitoren, die zusätzlich auch noch für Verdauungsprobleme sorgt. Das Weizenprotein Gliadin regt den Appetit an und kann regelrecht süchtig machen, vor allem weil Weizen mittlerweile Bestandteil sehr vieler Fertigprodukte auch jenseits von Backwaren und Pasta ist. Außerdem lässt moderner Weizen den Blutzuckerspiegel erst extrem ansteigen, ehe dieser kurz darauf dann wieder in den Keller fällt.

Auch die meisten Vollkornprodukte enthalten Weizenmehl und andere Getreidezüchtungen, mit deren Verarbeitung unser Körper sich schwertut.

Am ungesündesten sind Produkte aus Weißmehl (für dessen Gewinnung die nährstoffreiche äußere Schicht des Korns entfernt wird). Letztlich enthalten aber auch die meisten Vollkornprodukte Weizenmehl und andere moderne Getreidezüchtungen, mit deren Verarbeitung unser Körper sich schwertut. Es sind gar nicht zuallererst die Kohlenhydrate, die Brot, Pasta und Co zu ungesunden Dickmachern werden lassen. Es ist die Beschaffenheit dieser klassischen Kohlenhydratträger. Wir brauchen ja Kohlenhydrate, um leistungsfähig zu bleiben. Gemüse zum Beispiel liefert sie in hoher, gut verwertbarer Qualität.

Ich empfehle Ihnen, zunächst einige Wochen weitestgehend auf Getreideprodukte zu verzichten. Ich weiß, dass diese Empfehlung gerade in einer Brotnation wie Deutschland in der Regel erst einmal auf Ablehnung stößt. Aber versuchen Sie wirklich, den obligatorischen Weißbrotkorb beim Italiener unberührt zu lassen und morgens Omelette oder einen Frühstückssalat zu essen. Haben Sie Geduld und überprüfen Sie nach einigen Wochen, was sich für Sie verändert hat.

Als Alternative zu modernen Getreidesorten können Sie übrigens auch Urgetreidesorten wie Emmer, Einkorn, Ur-Roggen, Dinkel, Kamut oder Buchweizen (der nicht mit dem normalen Weizen verwandt ist und genau genommen sogar zu den sogenannten Knöterichgewächsen und nicht zu den Gräsern wie die meisten Getreidearten zählt) verwenden.

Essen Sie nicht weniger, sondern anders!

Selbst wenn Sie abnehmen wollen, müssen Sie in den meisten Fällen gar nicht unbedingt weniger essen. Sie müssen nur den Nährstoffmix günstiger gestalten und die Qualität der Nahrungsmittel konsequent hochhalten. Verzichten Sie auf Nahrungsmittel, die einfach nur für ein Völlegefühl sorgen – ich liebe den Begriff »Sättigungsbeilage«, weil er so schön ehrlich und auf den Punkt ist. Essen Sie sich satt, unbedingt! Aber bitte an solchen Lebensmitteln, die dem Menschen schon lange zur Verfügung stehen, also vor allem an Gemüse, und nicht an Nudeln, Knödeln, oder Brot. Dann können Sie gar nichts falsch machen.

Zutaten checken

Immer wenn ein Lebensmittel eine Zutatenliste hat, sollten Sie skeptisch sein. Denn dann ist es in irgendeiner Form weiterverarbeitet, gemischt oder angereichert. Sehen Sie sich die Liste genau an und achten Sie vor allem auf Fremdwörter und Zahlen (meist sichere Indizien für chemische Zusatzstoffe) sowie zugesetzten Zucker.

Gemüse als Basis Ihrer Ernährung

Gemüse sollte die Grundlage Ihrer Ernährung und am besten Bestandteil jeder Ihrer Mahlzeiten sein. In allen möglichen Varianten (nur bitte nicht völlig zerkocht) und wenn möglich schön bunt. Denn Gemüse liefert nicht nur wertvolle Nährstoffe und Vitamine sowie qualitativ hochwertige Kohlenhydrate, es hat entgegen der landläufigen Einschätzung zum Beispiel auch mehr Ballaststoffe als Vollkornprodukte.

Achten Sie auf eine gute Eiweißzufuhr!

Proteine gehören zu den wichtigsten Bestandteilen unseres Körpers. Vor allem für die Funktion des Gehirns und der Muskulatur sind sie essenziell. Nehmen wir über die Nahrung nicht genügend Proteine auf, baut der Körper Muskeln ab, um die dort vorhandenen Eiweißstrukturen zu nutzen. Vor allem abends sind eiweißreiche Mahlzeiten zu empfehlen, weil die Proteine den Stoffwechsel ankurbeln, und ein Drittel der Kalorien, die sie mitbringen, sofort verbrannt wird (ein höherer Anteil als zum Beispiel bei Kohlenhydraten). Bedeutet: Die Fettverbrennung ist über Nacht besser als etwa bei einer besonders kohlenhydratreichen Abendmahlzeit.

Gute Eiweißlieferanten sind mageres Fleisch, Fisch, Milchprodukte, Nüsse und – natürlich Eier. Eier sind sowieso eine Nährstoffbombe. Ähnlich wie Muttermilch enthalten sie alles, was ein kleines Lebewesen braucht, um groß und stark zu werden. Und Eier sind auch nicht ungesund. Genauso wenig, wie zu viel Cholesterin ungesund ist. Der (Gott sei Dank noch lebende und mittlerweile 90 Jahre alte) Sportmedizin-Guru Professor Wildor Hollmann erzählte mir an einem Nachmittag in seinem Arbeitszimmer einmal, dass er aus Selbstforschungszwecken über Jahre hinweg zehn Eier am Tag gegessen hatte und keinerlei negative gesundheitliche Auswirkungen feststellen konnte. Essen Sie Eier, in allen Variationen!

Eier enthalten alles, was ein kleines Lebewesen braucht, um groß und stark zu werden.

Gutes Fleisch oder gar keins

Kommen wir zur größten Glaubensfrage der modernen Ernährung: Fleisch oder kein Fleisch? Ich bin überzeugt davon, dass es in unserer Natur liegt, Fleisch zu essen. Schließlich verzichten auch die meisten Naturvölker nicht darauf. Und bei den wenigen, die es tun, führen in der Regel moralisch-religiöse Gründe zum Fleischverzicht. Trotzdem kann ich jeden verstehen, der heute auf Fleisch verzichtet – weil das Fleisch heute von Tieren stammt, die völlig unnatürlich gehalten, gemästet und geschlachtet werden, bevor es oft wochenlang durch die Gegend transportiert und unter Einsatz von gesundheitlich äußerst bedenklichen Zusatzstoffen weiterverarbeitet wird. Kurz: Die meisten Fleischprodukte, die wir heute kaufen können, sind so natürlich wie Marshmallows.

Selbst Biofleisch stammt in der Regel von Tieren, die zwar keine Medikamente und Hormone bekommen (so lange sie gesund sind) und je nach Biosiegel ein wenig oder deutlich mehr Platz im Stall haben, aber das Kraftfutter enthält trotzdem überwiegend Soja und Getreide. Dabei fressen zum Beispiel Rinder ursprünglich nichts als Gras. Das natürlichste und beste Fleisch, das Sie kriegen können, ist das sogenannte Weidefleisch – von Tieren, die mit viel Auslauf auf Weiden gehalten (und nicht zugefüttert) werden, sich entsprechend frei bewegen können und (etwa bei Rindern) im Herdenverband per Kugelschuss getötet werden. Die unaufgeregte Tötung im Herdenverband verhindert die prämortale Ausschüttung von Stresshormonen, was nicht nur ethisch angemessen ist, sondern sich auch unmittelbar auf die Qualität des Fleisches auswirkt.

Das natürlichste und beste Fleisch, das Sie kriegen können, ist das sogenannte Weidefleisch.

Nur, wo gibt es Weidefleisch aus artgerechter Haltung? Recherchieren Sie in Ihrer Region! Suchen Sie nach Weiderindern, Weide- oder Wiesenhuhn oder nach dem, was auch immer Sie gerne auf dem Teller hätten. Klappern Sie Hofläden ab und befragen Sie die Inhaber oder Angestellten, wie sie ihre Tier halten und füttern, fragen Sie in Ihrem Freundes- und Bekanntenpreis nach Anlaufstellen oder suchen Sie im Internet nach Anbietern. Reines Weidefleisch ist schwer zu bekommen, aber Sie sollten es versuchen. Der lokale Metzger weiß meistens wenigstens, woher und aus welcher Art der Haltung und Fütterung sein Fleisch kommt – fragen Sie nach! Im Supermarkt kaufen Sie fast immer die Katze im Sack (auch wenn dieses Bild hier sicher doppeldeutig, vielleicht sogar geschmacklos ist).

Fazit: Fleisch ist für den Menschen grundsätzlich eine natürliche Nahrungsquelle, gleichzeitig ist der große Teil des heute verfügbaren Fleisches nicht für eine gesunde Ernährung zu empfehlen. Achten Sie also auf hohe Qualität! Und essen Sie nicht jeden Tag Fleisch –

denn auch an dessen ständige Verfügbarkeit ist der menschliche Organismus längst nicht ausreichend angepasst.

Essen Sie regelmäßig und nicht ständig zwischendurch!

Damit unser Stoffwechsel vernünftig und effektiv arbeiten kann, braucht er eine gewisse Regelmäßigkeit, einen Rhythmus (siehe dazu auch Seite 102). Als Gerüst sollten drei Hauptmahlzeiten stehen: morgens, mittags und abends nicht zu knapp vor dem Schlafengehen. Wenn Sie zu diesen Mahlzeiten genügend und vor allem hochwertige Lebensmittel aufnehmen, die der Körper nicht gleich in zehn Minuten aufgespalten hat, sondern die unter anderem den Blutzuckerspiegel über längere Zeit auf konstantem Niveau halten, dann werden Sie auch gar nicht das Verlangen nach Zwischensnacks haben. Eine regelmäßige gesunde und natürliche Zwischenmahlzeit am Nachmittag ist trotzdem okay: zum Beispiel Nüsse, ein Stück Obst oder etwas Rohkostgemüse. Es kann aber auch ein halber getreidefreier Pfannkuchen vom Vortag sein (siehe folgender Hinweis auf Rezepte).

Power-Rezepte

Ich habe neun einfache, natürliche Power-Rezepte für Sie zusammengestellt: Frühstücksideen, Snacks und Hauptmahlzeiten. Diese Mini-Rezeptsammlung finden Sie zum kostenlosen Download unter www.christoforster.com/rezepte

Trinken Sie Wasser!

Es gibt kein natürlicheres Getränk als Wasser. Wenn Sie viel davon trinken (am besten sogar ausschließlich Wasser), verbessern Sie die Fließeigenschaften Ihres Bluts, unterstützen den Abtransport von Giftstoffen aus dem Körper und gleichen den täglichen Flüssigkeitsverlust aus. Ganz nebenbei hat Wasser null Kalorien. Clemens Janssen, ein deutscher Wissenschaftler an der University of Arizona, hat mich vor Jahren dazu ermuntert, ruhig viel auf einmal zu trinken. Es gebe keine eindeutigen Beweise dafür, dass viele kleine Schlucke über den Tag verteilt irgendwelche Vorteile hätten. Im Gegenteil: Die Gefahr, öfter zu anderen Getränken als zu Wasser zu greifen, sei dann größer. Seit diesem Tipp mache ich es genau so – und es tut mir gut.

Würden Sie es für gesund halten, innerhalb von Sekunden mehrere Äpfel zu essen?

Übrigens: Saft mag zu 100 Prozent aus Früchten bestehen (wie es bei Direktsaft der Fall ist), aber natürlich ist er dadurch trotzdem nicht. Das liegt unter anderem an der Konzentration. Oder würden Sie es für gesund halten, innerhalb von Sekunden mehrere Äpfel zu essen? Genau das passiert bei unverdünnten Säften oft. Unser Körper ist nicht daran angepasst, einen solchen in kürzester Zeit entstehenden Overkill zu verarbeiten. Wenn ich Saft trinke, dann nur stark verdünnt.

Der tägliche Kaffee – mit Milch und Zucker?

Ich wundere mich immer darüber, was für ein Geschrei es um die Dickmacherfaktoren des täglichen Kaffees gibt. Ich bin selbst kein großer Kaffeetrinker, aber hey, ein Milchkaffee am Tag ist kein Weltuntergang und längst nicht so ungesund wie viele andere Ess- und Trinkgewohnheiten. Es sei denn, Sie haben eine Laktoseintoleranz. Diese als Mangel verstandene Unverträglichkeit ist genau genommen gar nicht so unnatürlich. Schließlich gibt es außer dem Menschen kein anderes Tier auf der Welt, das die Milch einer anderen Art trinkt. Allerdings hat der Mensch sich in diesem Punkt über die Jahrtausende doch insofern angepasst, als dass er Milch heute unter Umständen gut vertragen kann. Ich habe eine Zeit lang ausprobiert, auf Milchprodukte zu verzichten (aber festgestellt, dass das für mich keinen großen Unterschied macht). Tun Sie das ruhig auch mal, vor allem wenn Sie sich oft müde fühlen. Bei der Verdauung von Milch und Milchprodukten entsteht nämlich eine Morphinart, die einschläfernd wirken kann. Und selbstverständlich ist Zucker im Kaffee nicht so richtig toll. Zusammen mit Milch macht er den Kaffee zur Kalorienbombe. Sie können ihn also nicht mit einem Glas Wasser vergleichen, wenn Sie darauf schauen, wie viel Sie über den Tag zu sich nehmen.

Kaffee selbst macht wach und kurbelt den Stoffwechsel an. Sie sollten es aber bei geringen Mengen belassen, sonst werden Sie abhängig (im Ernst!). Schlaflosigkeit, Angsterscheinungen und Konzentrationsstörungen können

Und wenn es am Ende ein großer Milchkaffee am Tag ist – genießen Sie ihn!

dann die Folge scin. Das Fazit lautet: Stellen Sie sich die Frage, ob Sie Kaffee aus reiner Gewohnheit trinken, und lassen Sie ihn testweise weg. Wenn Sie nicht auf ihn verzichten wollen, ist ein Espresso oder Espresso macchiato eine gute Wahl (viel Koffein, wenig Kalorien). Und wenn es am Ende ein großer Milchkaffee am Tag ist – genießen Sie ihn!

Sündigen Sie!

Verbieten Sie sich nichts. Wenn Sie Lust auf etwas offensichtlich nicht ganz so Gesundes haben, nehmen Sie sich einen Sündentag und beobachten Sie ganz genau, wie es Ihnen körperlich damit geht.

Meistens werden Sie es daraufhin von ganz allein bei der Ausnahme belassen. Es ist wie früher als Kind: Das, was verboten war, war immer am interessantesten. Sobald wir etwas durften, verlor es schnell seinen Reiz. Außerdem sind dauerhaft sechs Tage die Woche gesunde Ernährung plus ein Sündentag ein deutlich erstrebenswerterer Rhythmus als zwei Wochen hardcore-gesund, gefolgt von vier Wochen Frustessen.

ZUSAMMENFASSUNG

- Stellen Sie Ihre Ernährung nicht nur zeitweise um, sondern dauerhaft.

- Werfen Sie Gelerntes über Bord, probieren Sie Verschiedenes aus und beobachten Sie, was Ihnen guttut.

- Essen Sie möglichst wenig weiterverarbeitete Lebensmittel.

- Essen Sie weniger Getreide.

- Machen Sie Gemüse zu Ihrer Ernährungsbasis.

- Essen Sie nur qualitativ hochwertiges Fleisch.

- Essen Sie viel Eiweiß.

- Trinken Sie wenn möglich Wasser.

- Essen Sie sich satt.

- Essen Sie regelmäßig.

- Erlauben Sie sich Sündentage.

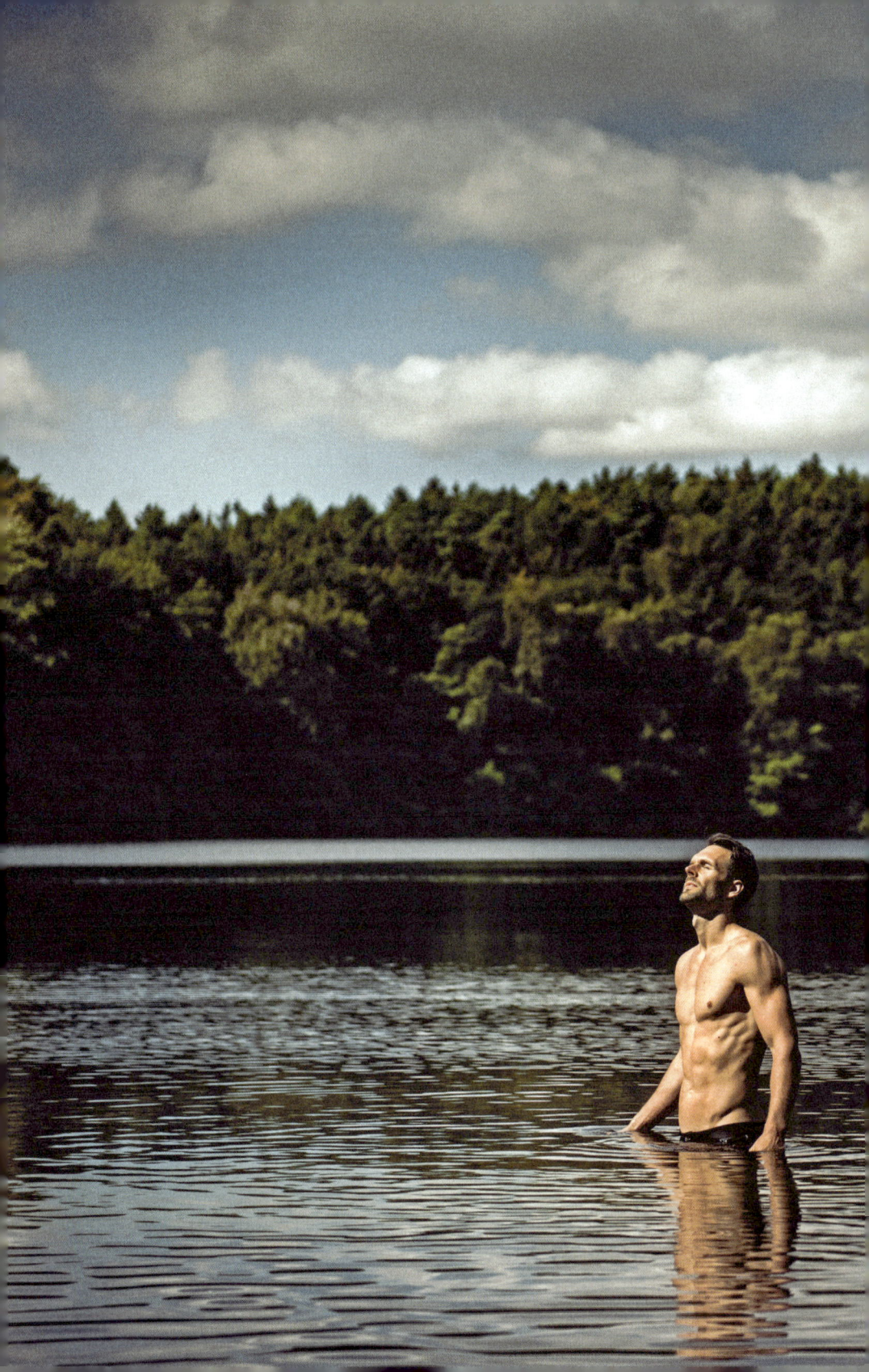

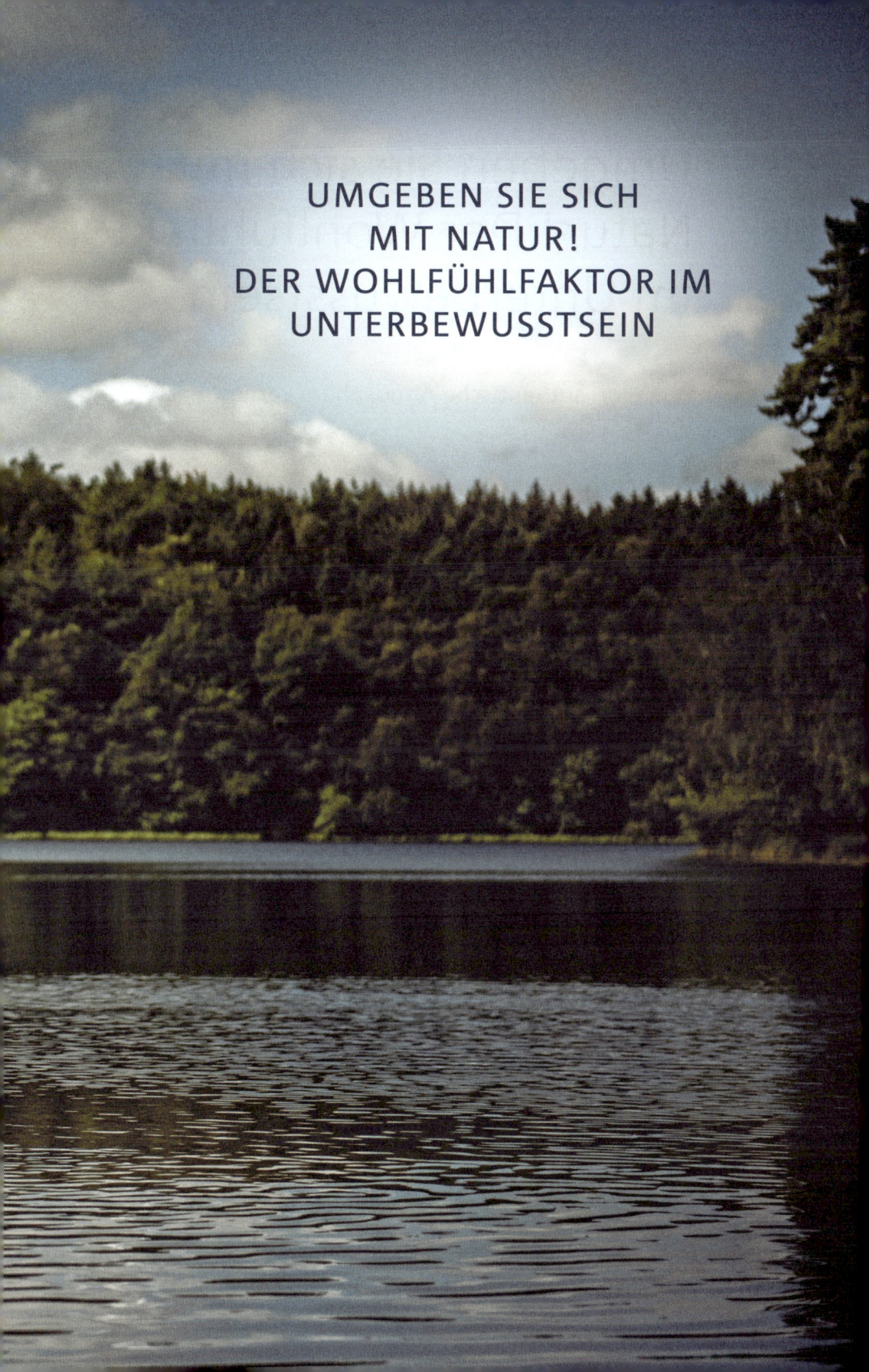

UMGEBEN SIE SICH
MIT NATUR!
DER WOHLFÜHLFAKTOR IM
UNTERBEWUSSTSEIN

Umgeben Sie sich mit Natur! Der Wohlfühlfaktor im Unterbewusstsein

Wie eine authentische Atmosphäre verborgene Energie freisetzt

Je mehr Natur wir um uns herum haben, desto wohler fühlen wir uns. Weil die Natur unser ursprünglicher Lebensraum ist. Wir fühlen uns »zu Hause«, auch wenn dieses Gefühl oft unbewusst bleibt. Sie fahren doch im Urlaub sicher gerne in die Natur, oder? Ans Meer, in die Berge oder so? Wenn Sie eine anstrengende Phase im Job hinter sich haben, dann wünschen Sie sich bestimmt, endlich mal rauszukommen und einen Tag in der Natur zu verbringen, das Gefühl von Weite zu haben.

Dieses Rauswollen speist sich aus der Sehnsucht nach unserem ursprünglichen Lebensraum.

Wir hinterfragen das selten, aber dieses Rauswollen speist sich aus der Sehnsucht nach unserem ursprünglichen Lebensraum, der Urheimat unseres Systems. Schon der reine Umgebungswechsel (von naturfern zu naturnah) kann bewirken, dass unser System auf einmal runder läuft.

Der Natursoziologe Dr. Rainer Brämer hat Hunderte von Studien zusammengetragen, die zeigen, wie erstaunlich gut uns die Natur tut: Alleine das Betrachten von Naturfotos entspannt uns deutlich, während sich gleichzeitig unsere Aufmerksamkeit erhöht. Wenn wir uns Naturvideos ansehen, sinkt der Puls unter unseren Normalwert, bei städtischen Szenen steigt er darüber. Nach einem Spaziergang durch den Wald haben wir bessere Laune als nach einem Spaziergang durch die Stadt. Wir sehen in dem Wald einen Ort, an dem wir Erinnerungen abrufen und noch einmal durchleben können. Bäume im Stadtbild rufen bei uns positive Emotionen hervor. Schon wenn wir für fünf Minuten einen Baum betrachten, sinken Blutdruck und Muskeltonus. Wir werden schneller gesund, wenn wir vom Krankenbett auf Grünanlagen gucken können, und zufriedener, wenn unsere Wohnung einen Blick ins Grüne bietet. Wir sind in einem natürlichen Umfeld auch weniger aggressiv. Je mehr frische Luft wir atmen, desto geringer unser Infektionsrisiko. Eine Untersuchung in Bezug auf innovative Ideenfindung und kreative Lösungen im beruflichen Kontext ergab, dass uns in der Natur die meisten und besten Eingebungen kommen. Und das sind nur einige Studienerkenntnisse. Vor allem in den USA ist der Wissenschaftszweig der *Environmental Psychology* in den letzten Jahren immer mehr in den Fokus gerückt und zahlreiche interdisziplinäre Forschungsprojekte versuchen, der magischen Wirkung der Natur auf den Grund zu kommen.

Sie sollten sich aber gar nicht so sehr um das Warum kümmern, sondern diese Wirkung nutzen! Sie können natürlich zu Ihrem Vorgesetzten gehen und unter Berufung auf diese Zeilen mehr Urlaub

Sie können der Natur näher rücken, indem Sie umdenken und Ihr Verhalten sowie Ihre Umgebung umgestalten.

einfordern. Das meine ich durchaus ernst: Zeigen Sie ihrem Chef auf, was er davon haben würde. Vielleicht haben Sie Glück und es mit jemandem zu tun, der entweder sehr klug ist, selbst sehr naturverbunden oder der auch gerade dieses Buch gelesen hat. Realistischerweise wird mehr Urlaub aber kaum durchzusetzen sein. Wenn Sie trotzdem und wirklich den Eindruck haben, mehr Urlaub zu brauchen, um Ihre natürliche Power zu entwickeln, machen Sie Ihr eigenes Ding – und zwar sich selbstständig. Ich bin allerdings überzeugt davon, dass Sie auch für sehr viel mehr Freiraum sorgen und der Natur näher rücken können, indem Sie umdenken und Ihr Verhalten sowie Ihre Umgebung umgestalten.

Das Ausbleiben von Naturerfahrungen auf die Umstände des Lebens zu schieben, ist nämlich in erster Linie eine Ausrede. Ich möchte Ihnen hier einige Möglichkeiten ans Herz legen, die durchaus in den Alltag integrierbar sind.

Einige Ideen für mehr Natur in Ihrem Leben

Machen Sie mindestens zweimal pro Woche mittags einen Spaziergang.

Verbringen Sie einmal im Monat einen ganzen Tag draußen.

Schlafen Sie mal wieder unter freiem Himmel.

Bringen Sie ein riesiges Naturmotiv an eine Ihrer Wände (zum Beispiel eine Fototapete).

Denken Sie über einen Garten, einen Schrebergarten oder ein Wochenendhäuschen nach (ich selbst bin seit sechs Jahren »Dauercamper« in einem alten Wohnwagen auf einem wunderschönen Campingplatz am Hamburger Elbufer und kann daran nichts Spießiges erkennen, im Gegenteil: Ich kann es uneingeschränkt empfehlen).

Führen Sie wichtige Gespräche in der Natur

Facebook-Gründer Mark Zuckerberg überrascht potenzielle Führungskräfte während des langen und knallharten Auswahlverfahrens gerne mit der persönlichen Einladung: »Komm, lass uns einen Spaziergang machen!« Auf einem Pfad, der von der Firmenzentrale durch das bewaldete Gelände an der San Francisco Bay in East Palo Alto bis zu einem Hügel mit beeindruckendem Blick über das Silicon Valley führt, fühlt Zuckerberg den Kandidaten dann auf den Zahn oder besser: Er versucht, sie kennenzulernen. Tatsächlich kreiert alleine das Natursetting, fernab vom erwarteten und üblichen Büroumfeld, eine intimere Atmosphäre und eine intensivere Kommunikation. »Ich habe mich gefühlt wie bei einem Date«, beschrieb einer der Auserwählten sein Empfinden während des Waldspaziergangs mit dem Social-Media-Revolutionär. Nutzen auch Sie diesen Effekt – gehen Sie nach draußen, wann immer Sie etwas Wichtiges zu besprechen haben, ob beruflich oder privat. Es muss ja nicht gleich der spektakuläre Palo-Alto-Trail sein, der Park um die Ecke wirkt garantiert auch. Das angenehmste und intensivste Interview, das ich je geführt habe, fand in einem Park statt. Ich joggte mit dem Schauspieler Wotan Wilke Möhring durch den Kölner Stadtwald, während wir uns erst über seinen neuen Film und dann relativ schnell über Gott, die Welt, Fußball und Familie unterhielten.

Das grüne Büro

Pflanzen am Arbeitsplatz tragen zu unserem Wohlbefinden und zur Regeneration der persönlichen Kräfte bei, sie erhöhen die Arbeitseffektivität, vermindern Kopfschmerzen, Husten, Müdigkeit und Hautreizungen (weil sie die Luftfeuchtigkeit erhöhen und damit Staub binden sowie die chemische Verunreinigung der Luft verringern). Alles wissenschaftlich erwiesen. Zum Abschluss einer norwegischen Studie sagten 80 Prozent der Probanden: »Ich fühle mich besser, wenn ich in meinem Büro Pflanzen habe.« Ob knallharte naturwissenschaftliche Fakten dafür sorgen oder die Biophilie genannte Liebe des Menschen zu allem Lebendigen dahintersteckt – Sie sollten einfach mal den Selbsttest machen. Gut geeignet, weil pflegeleicht und hübsch sind zum Beispiel die Kentia-Palme, die Marginata (auch Drachenbaum genannt) und die Birkenfeige *(Ficus benjamini).*

Licht an und ausziehen!

Einen nicht ganz so großen Effekt auf Gesundheit und Wohlbefinden am Arbeitsplatz wie Pflanzen hat offenbar das Tageslicht. Dennoch ergab eine Studie mit Osloer Bankangestellten, dass Pflanzen und Tageslicht zusammen weit besser wirken als nur Pflanzen. Sie sollten deshalb unbedingt in Erwägung ziehen, Ihren Arbeitsplatz so auszurichten, dass möglichst viel Tageslicht einfällt bzw. (wenn das nicht geht) Tageslichtlampen einzusetzen. Tageslichtlampen können die Stimmung heben und werden zum Beispiel auch in der Lichttherapie gegen Depressionen eingesetzt. Vielleicht haben Sie selbst schon mal das Gefühl gehabt, gerade in der dunklen Jahreszeit oft etwas antriebslos zu sein (Stichwort Winterdepression). Lichtmangel kann ein Auslöser dieser Antriebslosigkeit sein. Sie werden sicher nicht überrascht sein, wenn ich Ihnen sage: Gehen Sie am besten zusätzlich so oft wie möglich nach draußen und setzen Sie sich echtem Tageslicht aus.

Wir bedecken in der Regel viel zu viel Hautfläche mit Kleidung. Nur mit Sonnenlicht auf unserer Haut können wir auch das für das Immunsystem sowie für Muskel- und Organfunktionen wichtige Vitamin D bilden. Unter Experten heißt es, dass wir von März bis Oktober mindestens 25 Prozent unserer Hautfläche dreimal pro Woche für 15 Minuten in der Mittagszeit der Sonne aussetzen sollten. Das Problem: Wir bedecken in der Regel viel zu viel Hautfläche mit Kleidung. Natürlicher wäre es, etwas freizügiger herumzulaufen (was selbstverständlich nicht jedermanns/jederfraus Sache und auch nicht immer angebracht ist). Aber vielleicht finden Sie eine Möglichkeit, Ihren Tagesablauf so umzustellen, dass Sie sich mittags kurz ins Freibad oder einen Park legen können oder zumindest am Wochenende ein Sonnenbad einplanen. Da wir Vitamin D nur zu einem sehr geringen Teil über die Nahrung aufnehmen können, sollten Sie in den Wintermonaten über eine gezielte Nahrungsergänzung mit Vitamin-D-Kapseln nachdenken.

Arbeiten und essen Sie an einem echten Holztisch!

Die Wirkung von Holzmöbeln entfaltet sich meist jenseits unseres Bewusstseins. Oder haben Sie Ihre schlechte Laune oder ein ungutes Gefühl mal mit Ihrem Tisch in Verbindung gebracht? Vermutlich können Sie sich nicht einmal vorstellen, dass die Beschaffenheit Ihres Tisches überhaupt irgendeinen Unterschied macht. Tut sie aber. In einer einjährigen Studie konnten österreichische Wissenschaftler zeigen, dass die Herzfrequenz von Schülern, die in einem mit Holz ausgestatteten Klassenraum unterrichtet wurden, sechs Schläge unter der einer Vergleichsklasse lag. Sie lag durchschnittlich sogar niedriger als bei den gleichen Schülern in der Ferienzeit. Ein eindeutiges Indiz dafür, dass eine Holzumgebung beruhigend und entstressend wirkt. Weitere Studien konnten einen Zusammenhang zwischen einer niedrigen Herzfrequenz und hoher Lebenserwartung herstellen. Warum Holz so erstaunlich wirkt, daran beißen sich die Wissenschaftler noch die Zähne aus. Aber ist das überhaupt wichtig? Holz ist eben einfach Natur – wie wir.

Wearable Nature

Wenn wir schon viel zu viel Kleidung tragen, dann doch bitte nicht auch noch giftige! Greenpeace entdeckte bei Stichproben in fast allen von insgesamt fast 150 Kleidungsstücken namhafter Hersteller gesundheitsgefährdende chemische Zusätze: von Farbstoffen über Weichmacher bis hin zu sogenannten perfluorierten Verbindungen (PFC), die oft für extrem wasserabweisende bzw. wasserdichte Textilien eingesetzt werden – paradoxerweise vor allem in der Outdoor-Branche. Einige dieser Stoffe sind krebserregend, andere unterstützen die Entwicklung von Allergien und können allergische Reaktionen hervorrufen. Ganz abgesehen davon belasten sie sowohl während der Herstellung als auch im Zuge der Entsorgung die Umwelt. Was also tun? Sie können beim Kauf von Kleidung auf das Siegel des Internationalen Verbands der Naturtextilwirtschaft (IVN) achten, auf dessen Website www.naturtextil.de Sie auch Listen von

Plastikcheck

Achten Sie einen Tag lang darauf, wie viele Gegenstände Ihres täglichen Gebrauchs aus Plastik sind. Löffel, Stifte, Karten, Flaschen, Dosen, Tüten, Telefone – es werden mehr sein, als Sie denken. Und dann überlegen Sie bei jedem einzelnen Gegenstand, ob Sie ihn durch eine natürlichere Materialvariante ersetzen könnten, schließlich gibt es auch Löffel aus Keramik, Stifte aus Holz, Flaschen aus Glas, Dosen aus Edelstahl und Tüten aus Papier. Kreditkarten und Telefone werden Sie nicht plastikfrei bekommen, aber wenn Sie ab sofort jeden Plastikgegenstand infrage stellen, sind Sie schon sehr weit vorne.

Geschäften und Versandhäusern finden. Sie können generell mehr Wert auf hochwertige Naturmaterialien legen (zum Beispiel Biobaumwolle oder Merinowolle). Und Sie können darüber nachdenken, ob Sie für den Spaziergang im Wald oder die fünf Minuten bis zur Bahn wirklich die Expeditionsregenjacke brauchen.

Das Benzinpreisphänomen

Manchmal wünsche ich mir, dass Benzin noch fünfmal teurer wäre, als es ohnehin schon ist, weil wir dann vielleicht endlich nicht mehr nur reflexartig über den Benzinpreis jammern und stöhnen würden, sondern wirklich an unsere finanzielle Schmerzgrenze kämen – und gezwungen wären, ernsthaft nachzudenken. Zum Beispiel darüber, ob unsere persönlichen Argumente gegen das tägliche Radfahren oder Zu-Fuß-Gehen nicht einfach nur Ausreden sind. Ob es nicht doch möglich wäre, für die eine oder andere Strecke auf das Auto zu verzichten.

Zu weit, zu kalt, zu anstrengend? Kein vernünftiges Rad? Ich bitte Sie! Zu bequem! Ich kenne das selbst: Wenn das Auto vollgetankt vor der Tür steht, ist die Verführung groß, es zu benutzen. Wenn nicht, dann ist es für mich völlig klar, dass ich mit dem Fahrrad fahre. Bei Wind und Wetter. Weil ich öffentliche Verkehrsmittel nun mal nicht ertragen kann. Stellen Sie sich einfach diese Frage: Was, wenn der Liter Benzin fünfmal teurer wäre? Welche Möglichkeiten hätten Sie, um kostengünstig, aus eigener Kraft und vor allem an der frischen Luft von A nach B zu kommen? Und wenn Sie diese definiert haben, nutzen Sie sie jetzt!

Wenn das Auto vollgetankt vor der Tür steht, ist die Verführung groß, es zu benutzen.

ZUSAMMENFASSUNG

- Unsere Sehnsucht nach Natur zeigt sich ständig, zum Beispiel bei der Urlaubsgestaltung.

- Es gibt unzählige Studien, die die positive Wirkung eines Naturumfelds belegen.

- Führen Sie wichtige Gespräche in der Natur – dort sind sie intensiver.

- Sorgen Sie für viel Tageslicht (unter anderem am Arbeitsplatz).

- Setzen Sie bei Möbeln, Kleidung und Dingen des täglichen Gebrauchs auf Naturmaterialien.

- Legen Sie mehr Wege mit dem Fahrrad oder zu Fuß zurück.

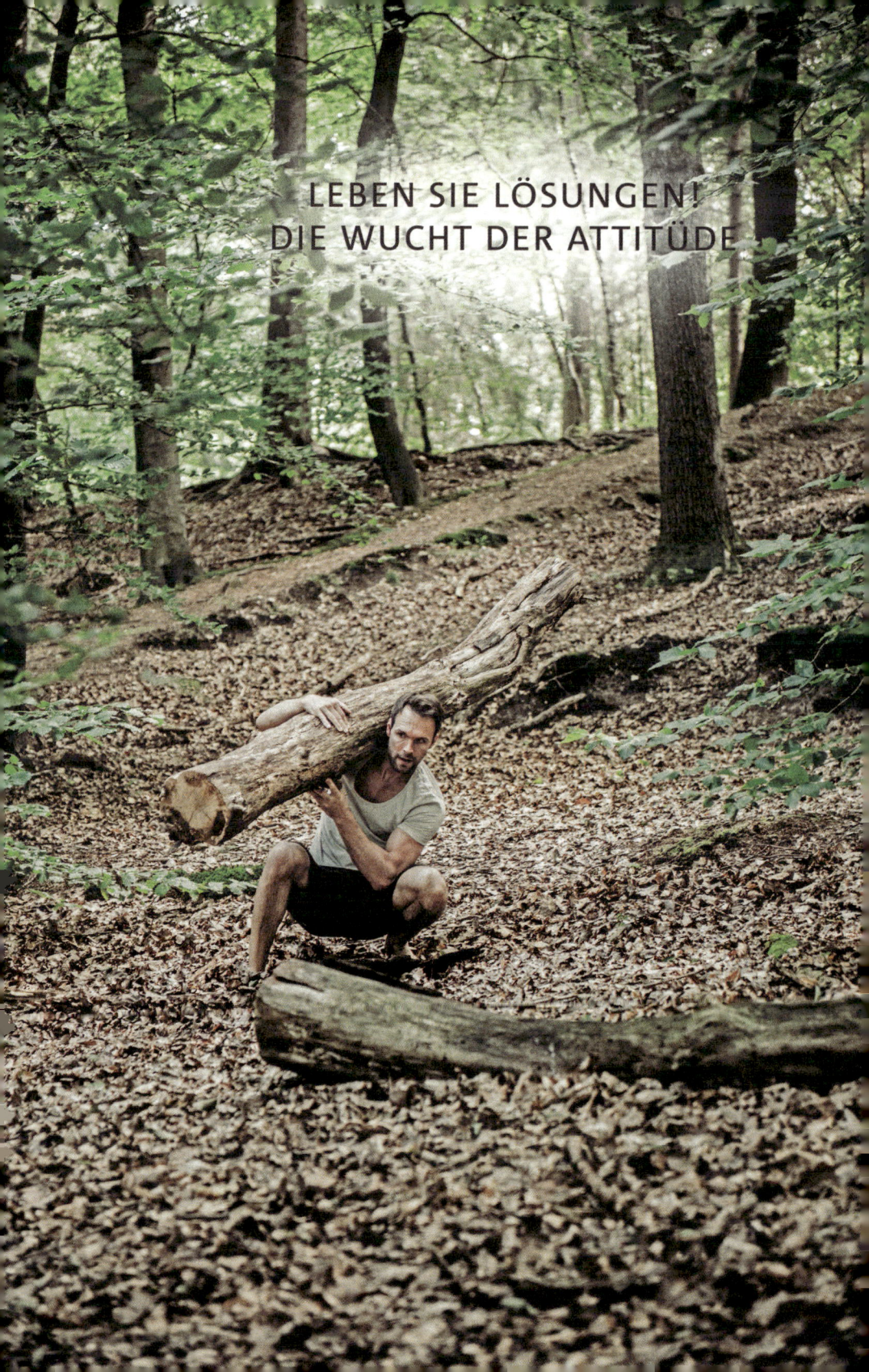

LEBEN SIE LÖSUNGEN!
DIE WUCHT DER ATTITÜDE

Leben Sie Lösungen!
Die Wucht der Attitüde

Wie wir Störfaktoren umdeuten und so unser Leben verlängern können

Die Natur versteht es auf wunderbare Weise, Lösungen zu entwickeln. Und die sind oft so gut, dass der Mensch sie immer wieder als Muster für technologische Entwicklungen heranzieht: Flugzeuge nutzen Flügel wie Vögel, der Klettverschluss ist der Funktionsweise von Kletten nachempfunden. Bionik wird dieses Adaptieren von Lösungen aus der Natur genannt. Ursprünglich tragen auch wir Menschen diese großartige Problemlösungsfähigkeit in uns. Nur manchmal fällt uns der Zugang dazu schwer. Unser kopfgesteuerter Lebenswandel lässt die Probleme oft größer erscheinen als die Lösungen – und lähmt uns.

Wer davon ausgeht, dass Stress ihn krankmacht, der stirbt eher daran.

Entscheidend ist dabei unsere innere Einstellung. Die müssen wir zuerst ändern, wenn wir uns wünschen, uns anders zu verhalten (zum Beispiel gesünder und erfolgreicher zu leben). Welche weitreichenden Konsequenzen unsere innere Haltung haben kann, zeigt eine vergleichende Studie aus den USA mit knapp 30 000 Probanden. Die Forscher untersuchten darin den Zusammenhang zwischen dem Stress, den die Probanden in den vergangenen zwölf Monaten hatten, ihrer Einstellung zu diesem Stress (ob sie der Meinung sind, dass der Stress ihre Gesundheit negativ beeinflusst) und der Sterblichkeitsrate in einem Zeitraum von acht Jahren. Das Ergebnis: Sowohl viel Stress als auch eine negative Wahrnehmung von Stress führten unabhängig voneinander zu einem schlechteren Gesundheitszustand. Wer aber viel Stress hatte und diesen auch noch als negativ wahrnahm, dessen Sterblichkeitswahrscheinlichkeit stieg um 43 Prozent, während beide Faktoren für sich nicht zu einer höheren Sterblichkeitswahrscheinlichkeit führten. Wer also davon ausgeht, dass Stress ihn krankmacht, der stirbt eher daran.

Sie mögen sich fragen, ob es nicht ganz normal ist, Stress als negativ zu empfinden. Im Gegenteil ist Stress grundsätzlich erst einmal überhaupt nichts Negatives. Er versetzt unser System in Alarmbereitschaft: Die Muskeln werden vermehrt mit Sauerstoff und Nährstoffen versorgt, die Durchblutung verbessert sich, Herz- und Atemfrequenz steigen an, vorhandene Entzündungen werden gehemmt, die Pupillen werden größer, wodurch das Sichtfeld sich um rund 10 Prozent erweitert. Auch die Bronchien weiten sich und der Körper schüttet Adrenalin aus. Alles, um in der Stresssituation leistungsfähiger zu sein und die Überlebenschancen zu erhöhen (schließlich beruht der Ablauf der Stressreaktion noch auf Jahrtausende alten Mustern, in denen Stress immer dann entstand, wenn das eigene Leben akut bedroht war). Erst wenn Stress chronisch wird, wenn es uns dauerhaft nicht gelingt, ihn zwischendurch immer wieder abzubauen, erschöpfen wir unseren Körper – und unser System bricht irgendwann zusammen.

Unsere Einstellung zum Stress muss also nicht unbedingt negativ sein. Wir können in ihm auch ein willkommenes Signal sehen oder ihn sogar nutzen, um in der Situation mehr zu leisten, als wir normalerweise zu leisten in der Lage sind. Wenn es uns dann noch gelingt, auf unseren Körper zu hören und unseren eigenen Belastungs-Entspannungs-Rhythmus zu finden, ist der Stress auf einmal unser Freund. Wenn wir von Anfang an über ihn jammern, sterben wir nicht nur früher (siehe oben), wir verschenken auch wertvolles Energiepotenzial.

Persönliche Stressanalyse

Auch wenn es unangenehm sein mag – fühlen Sie sich doch noch einmal in verschiedene Stresssituationen, die Sie erlebt haben, hinein. Wenn Sie sich selbst folgende Fragen beantworten, bekommen Sie ein differenzierteres Bild von dem, was Stress mit Ihnen macht und wie Sie darauf reagieren.

- Wie reagiere ich unter Stress?
- Welche Stressphasen durchlaufe ich?
- Zu welcher Phase ist meine Energie auf welchem Level?
- Was verstärkt den Stress noch?
- Was verringert ihn?
- Was tue ich, um Stress zu vermeiden?

Auch Studien in anderen Bereichen zeigen, welche negativen Konsequenzen allein die innere Einstellung haben kann, wenn wir sie vom Körperempfinden entkoppeln. Ebenfalls in den USA ließen Forscher Studenten eine Nacht unter Aufsicht schlafen und sie im Anschluss zu einem Bewerbungsgespräch antreten. Den Studenten, die laut Laborwerten schlecht geschlafen hatten, erzählten sie am Morgen, sie hätten sehr ruhig und erholsam geschlafen, denen, die tatsächlich eine gute Nacht hatten, erzählten sie, sie wären total unruhig gewesen. In den folgenden Bewerbungsgesprächen zeigte sich: Entscheidend für Erfolg oder Misserfolg war nur der Glaube daran, gut oder schlecht geschlafen zu haben. Wie erholt die Studenten wirklich waren, spielte keine Rolle.

Die Fähigkeit, die eigene Einstellung zu Dingen ändern zu können, hängt stark mit der Fähigkeit zur Umdeutung von Situationen oder Verhaltensweisen zusammen. In der Psychologie wird die Umdeutung auch als »Reframing« bezeichnet – Situationen oder Verhaltensweisen werden in einen anderen »Rahmen« gesetzt. Dadurch verändert sich oft sehr schnell unsere Einstellung zu ihnen. Ich möchte Ihnen ein Beispiel dafür geben, wie verschiedene Rahmen ein und dieselbe Sache anders aussehen lassen: Ich habe vor einiger Zeit während eines Thailandaufenthaltes eine dieser leichten thailändischen Fischerhosen gekauft, die auch als »Hippiebuxen« durchgehen. Die trage ich hin und wieder, wenn ich mit meiner Frau und meinen Kindern am Wochenende an unserem Wohnwagen am Hamburger Elbstrand bin. Juckt da keinen, weil sowieso alle rumlaufen, als wären sie in Thailand. Neulich musste ich aber auf dem Weg dorthin noch zum Metzger. In den schicken Elbvororten. Ich habe mich selten so angeglotzt gefühlt. Die gleiche Hose, der gleiche Typ, aber zwei sehr unterschiedliche Rahmen und damit auch sehr unterschiedliche Gefühle.

Durch »Reframing« werden Situationen oder Verhaltensweisen in einen anderen Rahmen gesetzt.

Situationen, Verhaltensweisen, Probleme ganz bewusst in einen anderen Kontext zu setzen, kann sehr helfen. Es ermöglicht uns einen Perspektivwechsel – und vielleicht merken wir, dass die Dinge sich auf einmal ganz anders darstellen, wenn wir sie aus einem neuen Blickwinkel betrachten. Wozu könnte das Problem gut sein? War es vielleicht sogar mal ein Lösungsversuch, der irgendwann schiefging? Beginnen Sie, sich mit diesen Fragen zu beschäftigen und Sie werden merken, wie sich Ihre Haltung gegenüber Problemen verändert.

Eine gute Übung ist auch das Hinterfragen und Umdeuten eigener Argumente (die sich nicht selten als Ausflüchte entpuppen) bezüglich einer schwierigen Situation. In Diskussionen über einen gesunden und erfolgreichen Lebenswandel höre ich oft Sätze wie: »Das klingt alles wunderbar. Aber ich brauche ganz konkrete, einfach umsetzbare Tipps.« Und so sehr ich bereit bin, diesem Wunsch nachzukommen – er entsteht aus Bequemlichkeit. Nein, Sie brauchen verdammt noch mal keine leicht konsumierbaren Tipps auf dem Silbertablett! Um aus dem Quark zu kommen, müssen Sie sich bewegen, Sie müssen raus aus Ihrer Komfortzone und Ihren vier Wänden, spüren, wie gut Ihnen das tut, um dann aus eigenem Antrieb nach Möglichkeiten zu suchen, immer wieder dieses »Noch-mal!«-Gefühl zu erzeugen. Natürlich können Impulse Sie anschubsen, aber den Schalter umlegen können nur Sie selbst.

Kommen Ihnen die folgenden Argumente bekannt vor? Ich gebe Ihnen zu jedem mal eine Umdeutungsmöglichkeit. Gerne können Sie auch Ihre eigenen formulieren.

NEGATIV	POSITIV
Das habe ich noch nie gemacht.	Endlich eine Chance, etwas Neues auszuprobieren.
Ich bin zu faul, das umzusetzen.	Ich habe es bislang noch nicht geschafft, es in meinen Tagesablauf hineinzukriegen. Aber ich werde nochmal meine Prioritäten prüfen.
Keiner schert sich darum, mir wichtige Dinge zu kommunizieren.	Ich werde versuchen, Kommunikationswege zu öffnen.
Das wird nicht funktionieren.	Mal sehen, ob es funktioniert, wenn ich es ausprobiere.
Das liegt mir nicht.	So wie ich bisher darangegangen bin, hat es sich nicht so gut angefühlt. Also gehe ich es nochmal anders an.

Die / den kann ich nicht ertragen.	Mich würde interessieren, warum wir viele Situationen so unterschiedlich bewerten.
Es ist mir zu kalt.	Ich glaube, ich muss mich anders anziehen.
Dafür fehlt mir die Zeit.	Da schaue ich doch mal, wie ich mir genügend Zeit freiräumen kann.

Ist Ihre Grundhaltung positiv? Gehen Sie gerne nach vorne? Packen Sie Dinge an? Wenn nicht, könnte es an einem der folgenden drei Phänomene liegen, die beim Bewerten von nicht zufriedenstellenden Situationen oft auftauchen.

Drei Dinge, die einer positiven Grundhaltung im Weg stehen

PERSONALISIEREN

Wenn etwas nicht nach Ihren Vorstellungen läuft, liegt das immer an Ihnen selbst. Ihr Vorgesetzter hat das angesetzte Gespräch mit Ihnen abgesagt? Dann sind Sie ihm wohl nicht wichtig genug … Quatsch! Vielleicht liegt seine Mutter im Sterben oder was auch immer – die Absage kann tausend Gründe haben. Selbstverantwortung ist gut, aber das bedeutet nicht, dass Sie sich für alles die Schuld geben müssen. Eine besondere Herausforderung ist das zum Beispiel in der Casting-Welt: Wenn Sie als Model jedes nicht erfolgreiche Casting persönlich nehmen (und es ist gar nicht so leicht, das nicht zu tun), sind Sie nach zehn Castings ein psychisches Wrack. Denn vermutlich sind Sie neun Mal nach Hause geschickt worden. Gerade in der Modelwelt geht es aber nicht darum, ob Sie ein toller Mensch sind, sondern ob Sie blond, braunhaarig, blau- oder grünäugig sind oder ob Sie Sommersprossen haben. Und nüchtern betrachtet wurde eben neun Mal ein anderer Typ gesucht.

KATASTROPHISIEREN

Sie gehen schnell vom Schlimmsten aus. Was da alles passieren kann! Man stelle sich nur vor, dass …! Wenn das so weitergeht …! Hey, immer mit der Ruhe. Sie kennen sicher das Phänomen der sich selbst erfüllenden Prophezeiung: Wenn Sie erwarten, dass ein bestimmtes Ereignis eintritt, verhalten Sie sich selbst unbewusst so, dass es das auch tatsächlich tut. Nur weil morgens Ihr Zahnpastadeckel ins Klo gefallen ist, sollten Sie den Tag noch nicht abhaken. Vielleicht wird es noch der beste Ihres Lebens.

POLARISIEREN

Sie denken und handeln nur in Schwarz oder Weiß. Entweder es gelingt Ihnen etwas richtig gut oder Sie sind eine Niete darin. Wenn etwas nicht perfekt läuft, läuft es mies. Ich habe eine ganze Zeit lang mit einer Kundin trainiert, die bei körperlichen Übungen immer nur ihr Scheitern sah: »Ich kann es immer noch nicht!« Dabei machte sie richtig gute Fortschritte. Lernen Sie, Fortschritte wahrzunehmen und zu würdigen. Lernen Sie, zu differenzieren und Entwicklungspotenzial zu erkennen.

Erstellen Sie Ihr persönliches Werteprofil!

Die Werte, die Sie haben, entscheiden mit darüber, wie Sie Situationen, Probleme und Verhaltensweisen bewerten. Deshalb ist es oft hilfreich, sie zu kennen. Es gibt unzählige Persönlichkeitstests, die Ihnen Aufschluss darüber geben sollen, wie Sie ticken. Viele davon sind gut. Aber selbst die guten basieren in der Regel auf praktisch-bequemen Multiple-Choice-Fragebögen. Nehmen Sie sich einfach mal die Zeit, in Ruhe zurückzublicken und herauszufinden, was Sie in ihrem Leben geprägt hat. Das bringt Sie vermutlich weiter als ein wissenschaftlich wasserdichter psychologischer Test. Die folgenden Fragen können helfen, die wichtigsten Werte zu definieren. Lassen Sie die Fragen sacken, finden Sie in Ruhe Antworten und notieren Sie sie. Gehen Sie Ihre Antworten dann durch und versuchen Sie daraus abzuleiten, was Ihnen wichtig ist bzw. welche Werte Sie geprägt haben (und welche auch heute noch Ihr Verhalten beeinflussen):

- Was hat mir schon immer Freude gemacht?
- Was regt mich besonders auf?
- Mit welcher Art von Menschen komme ich besonders gut / gar nicht klar?
- Was hat das Verhältnis zu meinen Geschwistern geprägt?
- Welche Erwartungen hatten meine Eltern an mich?
- An welchen Orten habe ich mich besonders wohl gefühlt?
- In was für einem Umfeld bin ich groß / erwachsen geworden?
- Was macht mir Angst?

Wenn Sie sich bewusst auf die Bilder fokussieren, die Ihnen beim geduldigen Einlassen auf Erinnerungen aus Ihrer Kindheit kommen, kann diese Übung Sie auch zu Ihren Leitsternen führen (siehe dazu Seite 40). Um sich in Problemsituationen besser in die Wertewelt des Gegenübers hineinversetzen zu können, können Sie diese Fragen auch stellvertretend für ihn beantworten. Sie werden dabei sicher Unterschiede ausmachen und vielleicht mehr Verständnis für sein Verhalten entwickeln.

Sich auf die eigenen Werte zu besinnen, kann uns zu unseren Leitsternen führen.

ZUSAMMENFASSUNG

- Einstellung, Wahrnehmung und Wirkung hängen unmittelbar zusammen.

- Wer davon ausgeht, dass Stress krank macht, stirbt eher daran.

- Das Umdeuten (»Reframing«) eröffnet oft neue Perspektiven und damit Lösungen.

- Vermeiden Sie Personalisieren (Sie sind an allem schuld), Katastrophisieren (»Der Tag geht ja gut los ...«) und Polarisieren (nur in Schwarz und Weiß denken).

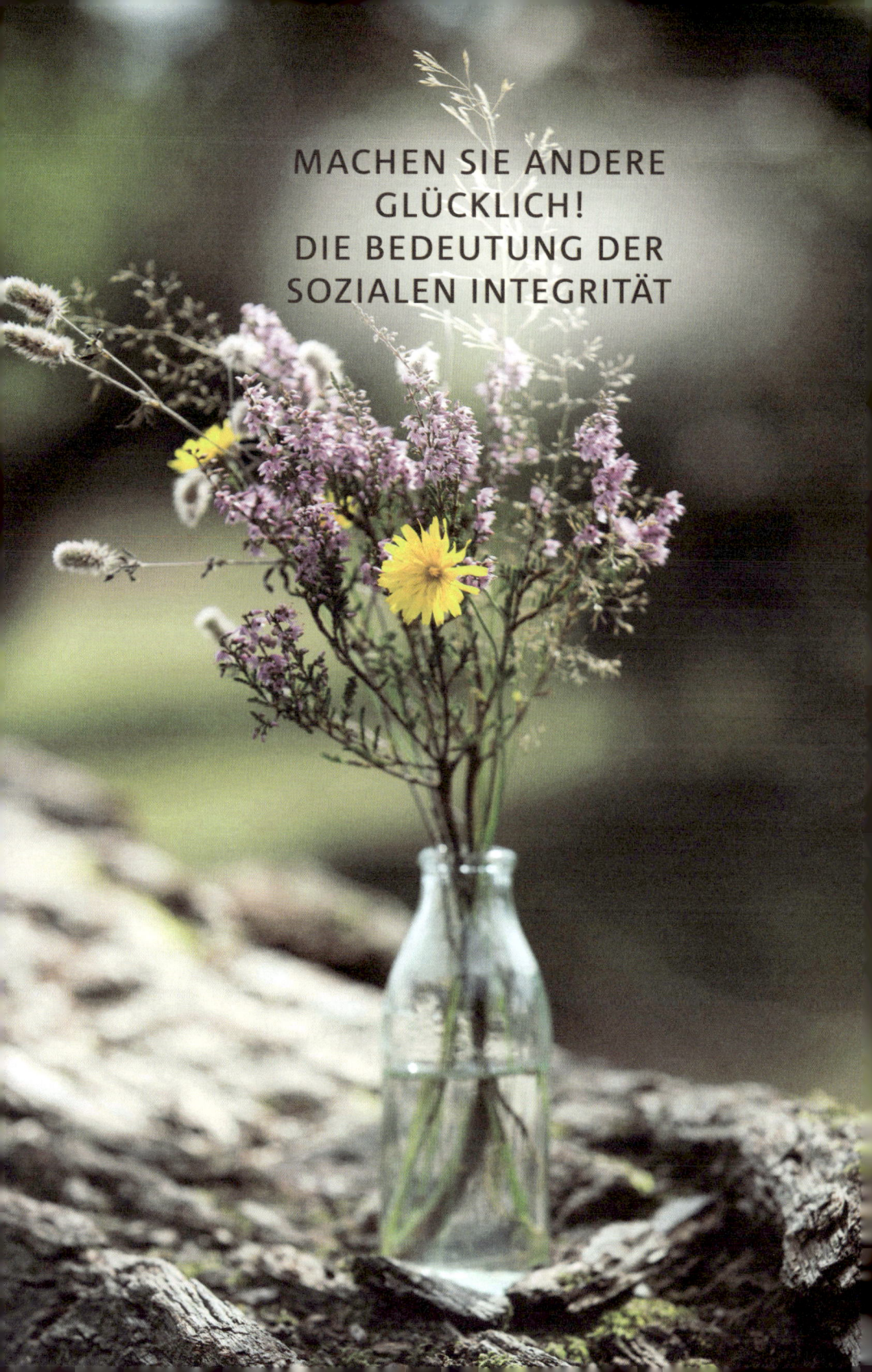

MACHEN SIE ANDERE GLÜCKLICH! DIE BEDEUTUNG DER SOZIALEN INTEGRITÄT

Machen Sie andere glücklich! Die Bedeutung der sozialen Integrität

Wie wir selbst davon profitieren, wenn wir Menschen helfen

Menschen sind am glücklichsten, wenn sie auf positive Weise mit anderen Menschen verbunden sind. Wenn sie das Gefühl haben, Teil einer Gruppe zu sein. Das ist das Ergebnis jahrelanger Forschungen des hochdekorierten amerikanischen Psychologen Charles Raison. »Es gibt Tausende Studien über das Glücklichsein«, so Raison in einem Interview mit der US-amerikanischen Non-Profit-Organisation *Place*, »und fast alle weisen darauf hin, dass in alten, nennen wir sie ruhig spirituellen Weisheiten sehr viel Wahrheit steckt.« Zu den positiven zwischenmenschlichen Beziehungen gesellen sich dabei laut Raison Gesundheit und Hoffnung als Hauptbestandteile des Glücks.

Verbunden zu sein mit etwas, das über die eigene Verweildauer auf dieser Welt hinaus existiert, gibt uns tiefe Befriedigung.

Auch das Bedürfnis nach einem kraftvollen Miteinander entspringt wieder der Natur des Menschen. Es ist eine wichtige Wurzel unserer natürlichen Power. Es ist in uns angelegt, evolutionär bedingt. Weil es Situationen im Leben gibt, in denen wir gemeinsam stärker sind und besser durchkommen als alleine. Verbunden zu sein mit etwas, das über die eigene Verweildauer auf dieser Welt hinaus existiert, einem Gefühl, einer Idee oder positiven Werten, die von anderen weitergetragen werden, oder schlicht und einfach der Natur – das gibt uns tiefe Befriedigung. Wir können daraus Energie ziehen.

In einer engen Beziehung zu sein mit den Menschen und Dingen um uns herum, die Welt zu kennen, in der wir uns bewegen, vermittelt Sicherheit. Sicherheit im Sinne von Urvertrauen. Unsere Beziehungskreise sind allerdings nicht unendlich ausdehnbar. Evolutionsgeschichtlich gesehen umfasst der engste bis zu zwölf Personen. Um die Größe des erweiterten zu bestimmen, verglich der britische Psychologe Robin Dunbar Freundes- und Bekanntenkreise auf der ganzen Welt – und kam auf eine Zahl von maximal 150 Personen.

Pflegen Sie Ihren engsten Zirkel!

Wer sind die wichtigsten Menschen in Ihrem Leben? Definieren Sie sechs bis zwölf. Und dann teilen Sie jedem einzelnen mit, dass er zu den wichtigsten Menschen in Ihrem Leben gehört. Führen Sie ein regelmäßiges Treffen ein (mindestens einmal im Jahr), zu dem Sie alle diese Menschen einladen und Sie in Ruhe Zeit miteinander verbringen.

Ich habe schon davon erzählt, was in meiner Geburtsanzeige stand: »Christo Foerster geht auf Entdeckungsreise.« Und so gerne ich genau das immer wieder tue und meine Beziehungskreise ganz bewusst verlasse, so wichtig ist es mir, auch immer wieder zurückzukehren. Es ist beruhigend, einen Heimathafen zu haben, von dem aus ich zu den wildesten Expeditionen aufbrechen kann.

Was aber macht gute zwischenmenschliche Beziehungen aus? Der Wissenschaftler Matthias Mehl, wie Charles Raison ebenfalls Psychologe an der University of Arizona, hat dazu eine interessante Studie durchgeführt: Er hängte 80 Probanden kleine Audiorekorder um den Hals und nahm vier Tage lang ihre Unterhaltungen auf. Mit dem Ergebnis, dass die Probanden am Ende glücklicher waren, die längere, tief gehende Gespräche mit ihren Mitmenschen geführt hatten. Viel Small Talk dagegen machte weitaus weniger glücklich.

Schon mit kleinsten Gesten können Sie andere Menschen glücklich machen. Enge Beziehungen, die emotional die großen Fragen des Lebens zumindest immer wieder streifen, scheinen also Kraft zu geben. Das heißt aber nicht, dass Sie nach 12 oder 80 oder 150 Personen Schluss machen sollten mit Ihrer Empathie! Im Gegenteil: Schon mit kleinsten Gesten und ohne überhaupt zu sprechen, können Sie andere Menschen glücklicher machen – und ein wenig von diesem Quäntchen Glück gleich selbst mitnehmen. Oder anders: An dem Karma-Ding ist was dran.

Ich spiele gerne Wetten-du-lächelst. Es ist so einfach und macht so gute Laune, dass Sie es unbedingt auch mal spielen müssen: Lächeln Sie fremde Menschen an! Ohne erkennbaren Grund und besonders in Situationen, in denen es ihnen komisch vorkommt. In der U-Bahn, in der Kantine, auf der Straße, wo auch immer. Jedes Mal, wenn der andere zurücklächelt, bekommen Sie einen Punkt. Das können Sie über Minuten, Stunden oder Tage und Wochen spielen – bis Sie vielleicht gar nicht mehr damit aufhören wollen und einfach das Zählen einstellen. Ähnlich ist es mit dem Grüßen. Das mag jetzt banal oder sogar altmodisch klingen, aber: Sagen Sie freundlich »Hallo« und »Guten Tag«, wenn Ihnen jemand begegnet – vielleicht nicht unbedingt zu jedem auf der Straße, aber doch dann, wenn Sie Blickkontakt mit jemandem haben. Kinder tun das oft. Sie gehen zu wildfremden Menschen und sagen: »Hallo, wer bist du?« Diese empathische Neugier liegt in unserer Natur. Ich habe noch nie erlebt, dass sich jemand über eine solche Kinderfrage beschwert hat – es gibt immer ein Lächeln.

Und ganz ehrlich: Ist es nicht eine schöne Vorstellung, dass Menschen heute nur deshalb einmal mehr gelächelt haben, weil sie Ihnen begegnet sind?

Der Komplimentetest

Ähnlich wie das Wetten-du-lächelst-Spiel ist der Komplimentetest zwar banal, aber meist auch unglaublich wirkungsvoll: Verteilen Sie eine Woche lang immer an einem Tag ganz bewusst mindestens drei Komplimente und am nächsten Tag ganz bewusst gar keine. Am Ende der Woche analysieren Sie, wie sich die Tage für Sie angefühlt haben und entscheiden, welchen Weg Sie in Zukunft gehen wollen.

Witzigerweise habe ich ausgerechnet an einem der Tage, an denen ich an diesem Kapitel geschrieben habe, eine Situation erlebt, die dazu wunderbar passt. Ich war mit dem Fahrrad auf dem Weg vom Büro zu einem Kundentermin, in Gedanken aber gerade bei meinen Kindern und meiner Frau, als sich mir plötzlich ein wild fuchtelnder und völlig aufgeregter Mann in den Weg stellte. »Schnell, ich brauch dein Fahrrad … Hier ist mein Handy … Ich muss hinterher …« Er zog noch hektisch einen 50-Euro-Schein aus dem Portemonnaie, ich verstand irgendwas von »… geklaut …« – und ehe ich mich versah, saß ich auf dem Bordstein. Alleine, ohne mein 1000 Euro teures Rad, mit 50 Euro in der Hand und einem alten Handy, dessen Display kaputt war. Mitten in Hamburg. Ich hatte also genügend Zeit darüber nachzudenken, ob es richtig war, meiner Intuition zu vertrauen. Ich redete mir ein, dass die mich noch nie auf die Schnauze hat fallen lassen. Aber vielleicht kommt mir das auch nur so vor, weil ich die

Negativerfahrungen einfach ausgeblendet habe. Von wegen Einstellung, Glas halb voll, immer positiv und so … Aber dann kam nach einer Viertelstunde tatsächlich mein Fahrrad wieder um die Ecke. In Begleitung. Der Typ, der meinte, es so dringend zu brauchen, hatte damit tatsächlich den Dieb seines eigenen Rads eingeholt. Mit Schrammen an den Beinen, aber überglücklich bedankte er sich bei mir: »Das war unglaublich hilfsbereit und ungewöhnlich. Ich hätte nie erwartet, dass du mir dein Rad gibst.« Er hätte mich gerne noch auf einen Drink eingeladen, aber ich musste los. Mein Termin hatte längst begonnen. Aber ganz ehrlich: Das war mir in dem Moment egal. Ich freute mich mit und fuhr beschwingt weiter.

Danke, Danke!

Überlegen Sie doch mal, ob es jemanden gibt, bei dem Sie sich gerne bedanken möchten – weil er dazu beigetragen hat, dass Sie heute da sind, wo Sie sind, weil er da war, als Sie ihn gebraucht haben, weil er Sie inspiriert hat oder zum Lachen bringt. Und dann bedanken Sie sich! Nicht einfach so in einem Nebensatz, sondern ausdrücklich. In einem guten Gespräch oder ganz altmodisch per Brief, mit einem Blumenstrauß oder einer Flasche Wein. Das muss sich nicht auf den privaten Bereich beschränken – Sie dürfen sich durchaus auch bei Kollegen, Mitarbeitern, Vorgesetzten oder Ihrem Team bedanken.

Helfen hilft. Es gibt unzählige Menschen, die glücklich sind, weil sie anderen helfen. Und es gibt immer mehr Beispiele dafür, dass sich soziales Engagement und Big Business nicht ausschließen müssen. Im Gegenteil: Betriebswirtschaftliche Strukturen ermöglichen das Helfen oft erst. Den ehemaligen Fußballprofi Benny Adrion bewegte vor acht Jahren im Trainingslager auf Kuba die schlechte Trinkwasserversorgung dort so intensiv, dass er gemeinsam mit der *Welthungerhilfe* den Verein *Viva con Agua* ins Leben rief, um weltweit Trinkwasserprojekte zu fördern. Heute ist *Viva con Agua* nicht nur ein riesiges offenes Netzwerk, deren Mitglieder Millionen von Spendengeldern gesammelt und Tausenden Menschen einen Trinkwasserzugang ermöglicht haben. Nein, die ausgegliederte GmbH verkauft auch deutschlandweit qualitativ hochwertiges Trinkwasser und führt 60 Prozent des Gewinns an den Verein ab. Ganz abgesehen davon ist Benny Adrion heute Träger des Bundesverdienstkreuzes. Aber viel wichtiger: Er ist glücklich. Davon konnte ich mich persönlich überzeugen, als ich mit ihm einen intensiven Coaching-Tag in der Natur verbrachte.

> **Es gibt immer mehr Beispiele dafür, dass sich soziales Engagement und Big Business nicht ausschließen müssen.**

Und ich möchte Ihnen noch eine Geschichte erzählen, die Sie dazu inspirieren könnte, sich mit den verschiedenen Möglichkeiten des Helfens und Glücklich-Machens auseinanderzusetzen: Ich war für einige Wochen in Äthiopien und klingelte einfach mal bei Haile Gebrselassie, der lebenden Läuferlegende, die zwischen 1994 und 2008 unglaubliche 26 Weltrekorde auf Strecken von 3000 Metern bis zum Marathon aufstellte. Wo Haile wohnt, weiß in der Hauptstadt Addis Abeba jeder. Wir hatten uns ein Jahr zuvor mal am Rande eines Halbmarathons in Lissabon unterhalten – und nun lud er mich spontan ein, ihn zum Training in die Entoto Mountains zu begleiten. Wir verabredeten uns für den nächsten Morgen, und als Haile mich um 6 Uhr aufgabelte, staunte ich nicht schlecht: Der Multimillionär fuhr noch immer den Mercedes, den er vor 20 Jahren als Siegprämie für seinen ersten Weltmeistertitel in Stuttgart bekommen hatte. Wir schlängelten uns raus aus der Stadt, hoch in die Berge. Ich sollte an diesem Tag Ein- und Ausblicke bekommen, die ich nie vergessen werde. Es war beeindruckend da oben. Am Abend fuhren wir wieder hinunter nach Addis Abeba, wo Haile plötzlich in eine enge Gasse abbog. »Ich will dir zeigen, was mich traurig macht«, sagte er. Drei Ecken später waren wir in einem der Elendsviertel der Stadt. Natürlich erkannten sie Haile auch hier, als wir ausstiegen und uns umsahen, und er schenkte jedem Einzelnen sein unfassbar charismatisches Lachen. Aber als wir zurück in den Wagen stiegen, erzählte er mit sehr emotionalem Ton in der Stimme, dass so viele Äthiopier von ihm erwarten würden, etwas von seinem vielen Geld zu spenden. »Dabei ist das der falsche Weg«, sagte Haile. »Du musst denen, die Hunger haben, doch das Fischen beibringen und ihnen die Fische nicht auf den Tisch legen.« Er beschrieb mir, was er tat, um zu helfen: Rund 500 Angestellten in seiner Baufirma Arbeit geben, Vorbild sein, Schulen bauen, um das aus seiner Sicht größte Problem des Landes zu lösen: das schlechte Bildungsniveau. Und irgendwie klang es fast wie ein persönliches Verteidigungsplädoyer. Ich spürte, wie nahe ihm das latente Misstrauen seiner Landsleute ging.

Natürlich hatte er recht. Glück ist nicht gleich Glück. Einfach nur Geld irgendwo hinzuschieben, um das eigene Gewissen zu beruhigen oder sich gar damit zu schmücken, ist nicht unbedingt das, was unter »Mache andere glücklich!« zu verstehen ist.

Schaffen Sie Treffpunkte!

Sie haben es bereits gelesen: Wer viele intensive Gespräche führt, ist glücklicher als derjenige, der ständig nur Small Talk betreibt. Es gibt Möglichkeiten, solche intensiven Gespräche zu fördern, indem wir dafür sorgen, dass Menschen sich öfter und länger treffen. Im Unternehmen kann das bedeuten, mehr Gemeinschaftsflächen zu schaffen, Sofaecken, Teeküchen, Außenbereiche. Wenn Sie dann noch dafür sorgen, dass dort Pflanzen stehen, Naturmotive zu sehen sind oder es sogar einen echten Naturblick gibt, wenn dort Wasser (oder eben Tee) und Obst stehen, dann haben Sie die perfekte Energie-insel. Diese Set-ups funktionieren natürlich genauso im privaten wie im öffentlichen Raum. Dort, wo sich Menschen treffen, spielt das Leben – und gibt Kraft.

Werden Sie Mentor!

Egal, welche berufliche Position Sie innehaben, ob Sie in Ihrem Leben schon viel gesehen und viel erlebt haben oder wie erfolgreich Sie sind – es gibt sicher viele Menschen, denen Sie wichtige Impulse für ihren eigenen beruflichen und / oder privaten Werdegang geben können – so wie es ein Mentor tut. Mentor kann jeder sein, in jedem Bereich des Lebens. Wie dieses Mentoring im Einzelfall gestaltet ist, wie, wie oft und worüber Sie sich mit Ihrem Mentee (wie der Gegenpart des Mentors genannt wird) austauschen, unterliegt keiner grundsätzlich festgelegten Form. Fest steht nur: Es ist kein Geld im Spiel. Streuen Sie zum Beispiel in Ihrem Bekanntenkreis Ihren Wunsch, gerne eine Mentorenschaft übernehmen zu wollen. Oder informieren Sie sich über öffentlich-ehrenamtliche Möglichkeiten. Hier sind vier Beispiele:

- Unterstützen Sie ambitionierte Schüler beim Eintritt in das Berufsleben: Step Up Karrierewege e. V. (www.step-up-ev.de)
- Unterstützen Sie den IT-Nachwuchs und seine kreativen Ideen: CyberForum e. V. (www.cyberforum.de)
- Begeistern Sie Kinder für das Lesen: Bundesverband »MENTOR – die Leselernhelfer« e. V. (www.mentor-bundesverband.de)
- Begleiten Sie Studenten auf ihrem Werdegang: Fast jede Universität bietet ein Mentorenprogramm an.

Engagieren Sie sich

Es gibt unzählige Möglichkeiten zu helfen. Privat und als Unternehmen. Nutzen Sie sie! Es gibt heute einige richtig gute Online-Plattformen, über die selbst kleine Projekte (bei denen oft mehr von dem gespendeten Geld tatsächlich dort ankommt, wo es gebraucht wird, weil Verwaltungsapparat und Logistik nicht so aufwendig sind) sicher unterstützt werden können. Zum Beispiel: www.betterplace. org, www.gute-tat.de und www.helpdirect.org. Sie können natürlich auch eigene kleine Spendenaktionen starten – zum Beispiel für einen guten Zweck die Alpen überqueren und Freunde, Kollegen oder Geschäftspartner dazu bewegen, für jeden zurückgelegten Kilometer einen Euro zu spenden. Speziell für die Umsetzung solcher Ideen gibt es zum Beispiel die Plattform www.helpedia.de.

ZUSAMMENFASSUNG

- Positive zwischenmenschliche Beziehungen, Gesundheit und Hoffnung sind die wichtigsten Kriterien für das persönliche Glück (und damit auch für den persönlichen Erfolg).

- Unser engster Zirkel umfasst in der Regel nicht mehr als zwölf Personen, der Freundes- und Bekanntenkreis nicht mehr als 150.

- Intensive Gespräche machen glücklicher als Small Talk.

- Schon mit kleinen Gesten können Sie positive Gefühle bei anderen erzeugen (und damit gleichzeitig sich selbst glücklicher machen).

Epilog

Herzlichen Glückwunsch! Wenn Sie bis hierhin vorgedrungen sind, dann haben Sie sich vermutlich so intensiv mit Ihrer ureigenen natürlichen Power auseinandergesetzt, dass Ihr Leben bereits ein anderes ist als noch vor 161 Seiten. Sie werden bemerkt haben, dass viele Impulse schnell umsetzbar sind und einige erst etwas wirken müssen. Nehmen Sie dieses Buch einfach immer wieder zur Hand und lassen Sie sich inspirieren, wann immer Sie den Eindruck haben, dass in Ihnen doch noch mehr Potenzial, Energie und Kraft stecken, als Sie bislang nutzen. Seien Sie geduldig auf Ihrem ganz persönlichen Weg und behalten Sie das Wesentliche im Auge.

Zwischen meinem Geiselnahmeerlebnis und heute liegen zehn Jahre – zehn Jahre, in denen ich mich sehr intensiv mit dem Geheimnis der natürlichen Power beschäftigt habe. Ich würde mich freuen, wenn dieses Buch dazu beiträgt, Ihnen einige der Sackgassen, in die ich dabei gelaufen bin, zu ersparen. Und trotzdem wünsche ich Ihnen, dass auch Sie Ihre ganz eigenen Erfahrungen machen. Und wenn die Ziele, die Sie bislang hatten, langsam verschwimmen – lassen sie es einfach zu. Sie brauchen sie nicht.

ANHANG

Checken Sie Ihre natürliche Power!

Hier finden Sie zu jeder der neun »Power Roots« eine Aussage. Lesen Sie die Aussage laut vor, überlegen Sie kurz, wie sehr sie in Ihrer momentanen Situation auf Sie zutrifft und kreisen Sie die entsprechende Zahl ein (1 = trifft überhaupt nicht zu, 10 = trifft voll zu). Nach neun Aussagen und neun eingekreisten Zahlen sehen Sie auf einen Blick, wo Sie bislang am meisten Potenzial ungenutzt lassen.

»POWER ROOT« 1 – SELBSTBESTIMMUNG

Ich lebe selbstbestimmt und übernehme die volle Verantwortung für mein Leben.

1	2	3	4	5	6	7	8	9	10

»POWER ROOT« 2 – KÖRPERGEFÜHL

Ich lebe sehr körperbezogen, erkenne und reagiere auf die Signale meines Körpers.

1	2	3	4	5	6	7	8	9	10

»POWER ROOT« 3 – NATÜRLICHE BEWEGUNG

Ich bewege mich viel und spielerisch.

1	2	3	4	5	6	7	8	9	10

»POWER ROOT« 4 – VERÄNDERUNG

Ich probiere gerne Neues aus und freue mich über Veränderungen. (bei Bewegung)

1	2	3	4	5	6	7	8	9	10

»POWER ROOT« 5 – RHYTHMUS

Mir gelingt das Wechselspiel zwischen Belastung und Erholung sehr gut.

1	2	3	4	5	6	7	8	9	10

»POWER ROOT« 6 – SAUBERE ERNÄHRUNG

Ich esse fast nur frische natürliche Lebensmittel und kaum
Weizenprodukte.

1	2	3	4	5	6	7	8	9	10

»POWER ROOT« 7 – NATURUMFELD

Ich achte stark darauf, dass ich viel draußen bin und mich mit Naturmaterialien umgebe.

1	2	3	4	5	6	7	8	9	10

»POWER ROOT« 8 – INNERE EINSTELLUNG

Ich betrachte Dinge differenziert und denke eher in Lösungen als in
Problemen.

1	2	3	4	5	6	7	8	9	10

»POWER ROOT« 9 – ANDERE GLÜCKLICH MACHEN

Ich habe viele intensive Gespräche und Beziehungen und helfe anderen,
wo ich kann.

1	2	3	4	5	6	7	8	9	10

Ihr Kick-off-Monat für mehr natürliche Power

Wenn Sie gerne ein Gerüst hätten, um das herum Sie Ihren Einstieg in Ihr »neues« Leben gestalten können – hier ist es. Der Kick-off-Monat liefert Ihnen geballte Impulse (die ich weiter vorne bereits beschrieben habe). Dieses Programm ist ein Angebot, das Sie gerne individuell variieren und an Ihr Leben anpassen können. Und natürlich sind Sie nach diesen vier Wochen nicht fertig. Es könnte aber sein, dass Sie viel weiter sind als heute, dass Sie sich selbst deutlich nähergekommen sind, bislang brachliegende Energiepotenziale entdeckt haben und das Gefühl von innerer Zufriedenheit, Glück und damit auch persönlichem Erfolg auf einmal greifbar geworden ist.

Zusätzlich zu den täglichen Tasks des Kick-off-Monats sollten Sie folgende Dinge grundsätzlich ab sofort ändern:

- Ernähren Sie sich so natürlich wie möglich (siehe Seite 116).
- Führen Sie eine tägliche Körperminute am Morgen ein, in der Sie intensiv in Ihren Körper hineinfühlen (siehe Seite 69).
- Schlafen Sie gut (siehe Seite 110).
- Entdecken Sie Ihren Biorhythmus und richten Sie Ihren Tagesablauf so weit wie möglich danach aus (siehe Seite 106).
- Haben Sie Ihre Intuition auf dem Schirm, wenn wichtige, entscheidende Situationen auftauchen – und setzen Sie dann zum Beispiel bei Bedarf auch die »analytische Körperentscheidung« (siehe Seite 73) oder das Tool »Kreativ durch Intuition« (siehe Seite 71) ein, wenn sie Ihnen angemessen erscheinen.

WOCHE 1

	Bewegung	Zusätzliche Tasks
		Wochenübung »Raus aus dem Jammertal« Versuchen Sie ganz bewusst, sich jeden zweiten Tag nicht zu beschweren. Über gar nichts! Machen Sie am Ende der Woche eine Analyse – und wählen Sie in Zukunft die Option – jammern oder nicht –, die Ihnen mehr Energie gegeben hat.
Mo	**30 Minuten Experience Run / Walk** (siehe Seite 81)	
Di		Entwickeln Sie Möglichkeiten, wie Sie **Ihre täglichen Wege aktiver gestalten** können (zum Beispiel den Weg zur Arbeit).
Mi	**5 Minuten tiefe Hocke** (frei über den Tag verteilt, Fersen bleiben – wenn möglich – am Boden)	Hängen (oder stellen) Sie **ein Naturmotiv an Ihrem Arbeitsplatz** auf bzw. an dem Ort, an dem Sie die meiste Zeit des Tages verbringen.
Do	**30 Minuten Spielplatz-Workout** (siehe S. 82)	
Fr		**Planen Sie Ihre nächste Auszeit** – einen Urlaub in der Natur oder eine Expedition.
Sa	**30 Minuten Experience Run / Walk** (siehe Seite 81)	**Tun Sie heute tagsüber eine Stunde lang nichts, gar nichts.** Nicht lesen, nicht Musik hören, nicht reden – einschlafen wäre okay.
So	**Langer Spaziergang** mit dem Partner oder einem Freund	**Persönliches Werteprofil:** Beschäftigen Sie sich mit den Dingen und Personen, die Sie geprägt haben, Ihrem Verhalten, Talenten und Neigungen – und bringen Sie Ihre wichtigsten Werte zu Papier (siehe Seite 148).

WOCHE 2

	Bewegung	Zusätzliche Tasks
		Wochenübung »Komplimente-Test« Verteilen Sie ganz bewusst jeden zweiten Tag mindestens drei Komplimente und am folgenden Tag gar keine. Machen Sie am Ende der Woche eine Analyse – und wählen Sie in Zukunft die Option, die Ihnen mehr Energie gegeben hat.
Mo	**30 Minuten Experience Run / Walk** (siehe Seite 81) mit Fokus auf Balance	Checken Sie die **Lichtverhältnisse an Ihrem Arbeitsplatz** bzw. an dem Ort, an dem Sie sich die meiste Zeit des Tages aufhalten. Versuchen Sie Lösungen für mehr Tageslicht zu entwickeln.
Di		
Mi	**30 Minuten Spielplatz-Workout** (siehe S. 82)	**Überraschen Sie!** Verhalten Sie sich in einer Konfliktsituation völlig anders, als Ihr Gegenüber es erwartet (siehe Seite 96). Was ändert sich dadurch?
Do	**Tempowechsellauf:** 5 Minuten locker laufen, dann vier Steigerungsläufe über etwa 50 Meter (dazwischen 1 Minute locker laufen), dann 5 Minuten locker, 10 Minuten zügig und nochmal 5 Minuten locker laufen	
Fr		
Sa	Kaufen Sie mindestens vier Kisten Wasser (Glasflaschen!) und **tragen Sie** diese einzeln in Ihre Wohnung oder Ihren Keller. Wichtig: Beim Anheben in die Hocke, gerader Rücken, lange Arme und aus den Beinen hoch.	**Kaufen Sie sich neue Klamotten** (vor allem Unterwäsche, Socken, Hosen und / oder Shirts) aus rein natürlichen Materialien.
So	Üben Sie 5 Minuten den »Bear Walk« (siehe Seite 88) und **klettern Sie auf einen Baum!**	**Leitsterne entdecken:** Nehmen Sie sich Zeit, um Ihre Lebensphasen noch einmal zu durchlaufen (siehe Seite 40). Welche Bilder sind noch da? Welche Leitsterne könnten Sie davon ableiten?

	Bewegung	Zusätzliche Tasks
		Wochenübung »Change Game« Wählen Sie eine Verhaltensweise, die Sie schon länger ändern wollen (siehe Seite 94). Ändern Sie diese ab sofort probehalber jeden zweiten Tag. An den anderen Tagen machen Sie alles wie bisher. Machen Sie am Ende der Woche eine Analyse – und wählen Sie in Zukunft die Option, die Ihnen mehr Energie gegeben hat.
Mo	**30 bis 45 Minuten Expe-rience Run / Walk** (siehe Seite 81) mit Fokus auf Sprüngen	**Checken Sie den Tisch,** an dem Sie ar-beiten und an dem Sie essen: Ist er aus echtem, natürlichem, massivem Holz? Wenn nicht, entwickeln Sie Lösungen, das zu ändern! Liefern Sie zum Bei-spiel Ihrem Vorgesetzten schlagkräfti-ge Argumente für einen neuen Tisch.
Di		
Mi	**30 bis 45 Minuten Spiel-platz-Workout** (siehe S. 82)	Sehen Sie sich einen **Tierfilm oder eine Natur-Doku** an.
Do	**Tempowechsellauf:** 5 Mi-nuten locker laufen, dann vier Steigerungsläufe über etwa 50 Meter (da-zwischen 1 Minute locker laufen), dann 5 Minuten locker, 5 Minuten zügig, 5 Minuten locker, 3 Minu-ten schnell und nochmal 5 Minuten locker laufen	
Fr		Fahren Sie **über das Wochenende in die Natur**. Wohin oder was Sie dort machen, ist völlig egal. Hauptsache, raus!
Sa	Gehen Sie mindestens **30 Minuten barfuß.**	
So	Führen Sie heute eine **Ak-tivität** durch, die **vollkom-men** neu für Sie ist!	**Persönliche Stressanalyse** (siehe Seite 144): Welche Stressphasen durchlau-fen Sie? Wie reagieren Sie? Und was tun Sie, um dem entgegenzuwirken?

WOCHE 4

	Bewegung	Zusätzliche Tasks
		Wochenübung »Wetten, du lächelst!« Beginnen Sie am Montag, Menschen zum Lächeln zu bringen. Fremde, Bekannte, egal. Ziel: Fünf Lächeln am Tag. Am Dienstag senken Sie jedes Mal den Blick zum Boden, wenn Sie mit einem Ihnen unbekannten Menschen in der Öffentlichkeit Blickkontakt haben. Diesen Rhythmus behalten Sie bei. Einen Tag »Wetten, du lächelst ...«, einen Tag Blick zum Boden. Am Ende der Woche ziehen Sie Bilanz: Was hat sich besser für Sie angefühlt?
Mo	**30 bis 45 Minuten Experience Run / Walk** (siehe Seite 81) mit Fokus auf **Klettern**	
Di		
Mi	**30 bis 45 Minuten Spielplatz-Workout** (siehe S. 82)	**Bedanken Sie sich** bei jemandem, der eine wichtige Hilfe, Stütze oder Inspiration für Sie war oder noch ist.
Do	**30 bis 45 Minuten Experience Run / Walk** (siehe Seite 81) mit Fokus auf **Bergauf-Sprints**	
Fr		
Sa	Gehen Sie abends aus und **tanzen Sie, solange Sie können.**	**Pflanzen Sie einen Baum.** Vormittags ins Gartencenter, nachmittags den Spaten in die Hand – entweder im eigenen Garten, bei Freunden oder in der freien Natur!
So	Gehen Sie mindestens **30 Minuten barfuß und machen Sie einen langen Spaziergang** mit dem Partner, einem Freund (oder der Bekanntschaft vom Vorabend).	**Probleme versenken:** Schreiben Sie alles, was Sie gerne loslassen wollen, jeweils auf einen Stein und schmeißen Sie die Steine in einen See (siehe Seite 98).

Danksagung

Es gibt sehr viele Menschen, ohne die ich nicht der wäre, der ich heute sein darf – und ohne die Sie dieses Buch nicht in den Händen halten würden. Ihnen allen danke ich von ganzem Herzen. Mein ganz besonderer Dank geht aber an meine fantastische Frau Anja, die einfach nicht aufhört, an mich zu glauben, und mir unendlich viel Kraft gibt. An unsere Kinder Siri und Luke, die meine größten Vorbilder sind und mich immer wieder daran erinnern, was wirklich wichtig ist. An meine Eltern Heidemarie und Michael und meine Geschwister Björn, Charlotte, Henoch und Hanna. An meine Weggefährten Andreas Leicht, Simon Schneider, Christian Fücks, Erwan le Corre, Tony Rockoff und Clemens Janssen. An Ute Flockenhaus und Ursula Rosengart vom GABAL Verlag für ihr großes Vertrauen und ihre Geduld, an Christiane Martin für ihr umsichtiges Lektorat. Und an Arne Müller und Daniel Cramer für die wunderbaren Fotos. Danke!

Stichwortverzeichnis

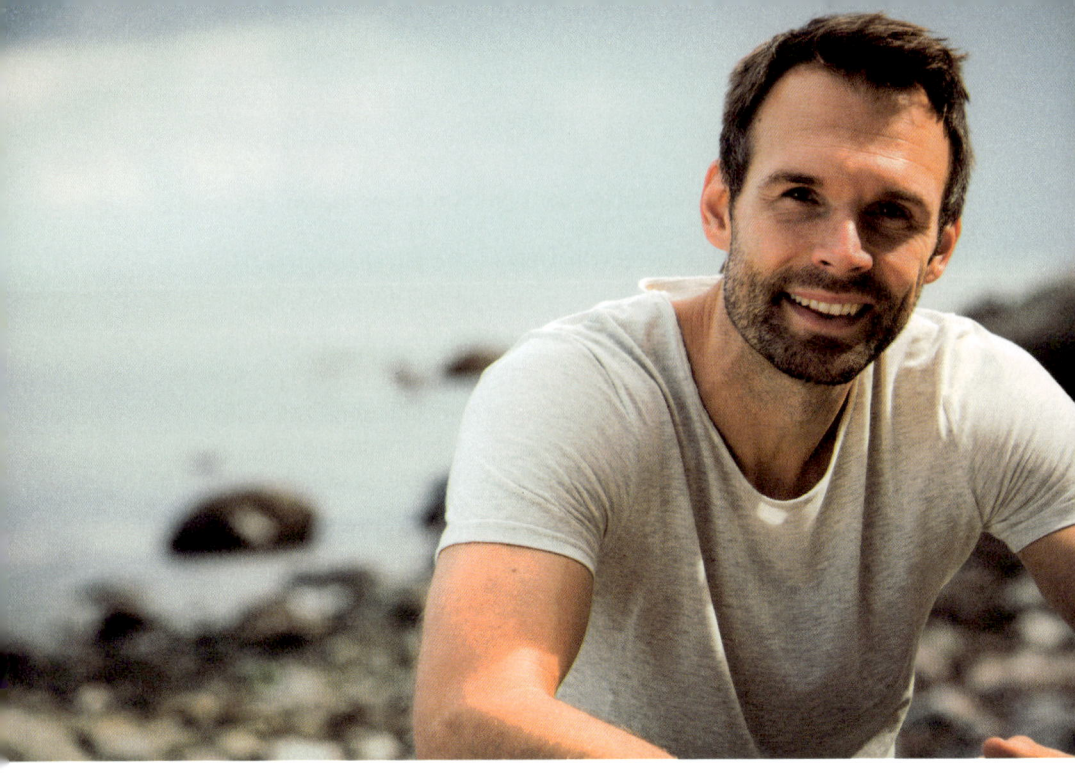

Über den Autor

Christo Foerster ist Diplom-Sportwissenschaftler, systemischer Business-Coach und Vortragsredner. Er ist Gründer der Natural Coaching Academy, in der er Menschen lehrt, wie Körper und Geist zusammenwirken. Er trainierte in Äthiopien mit dem Langstreckenläufer Haile Gebrselassie, lernte von dem jamaikanischen Sprinter Usain Bolt und arbeitete mit dem französischen Fitnessphilosophen Erwan le Corre im brasilianischen Dschungel. Durch die Verbindung von sportlich-archaischer Bewegung und systemischem Coaching legt Christo Foerster enormes Potenzial zur Persönlichkeitsentwicklung frei. Bevor Christo Foerster 2011 die Natural Coaching Academy gründete, arbeitete er als Redakteur und Sportchef für die Zeitschrift *Fit for Fun*. Neben seiner Tätigkeit als Coach, Trainer und Speaker ist er heute außerdem Chefredakteur der Zeitschrift *Men's Fitness*.

www.christofoerster.com

Innovative Themen und frische Impulse für Business, Erfolg & Leben

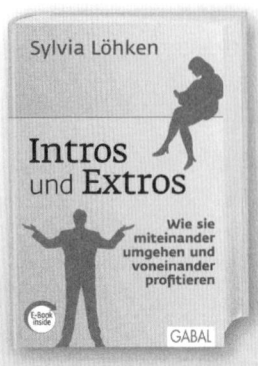

Sylvia Löhken
Intros und Extros
ISBN 978-3-86936-549-7
€ 24,90 (D) / € 25,60 (A)

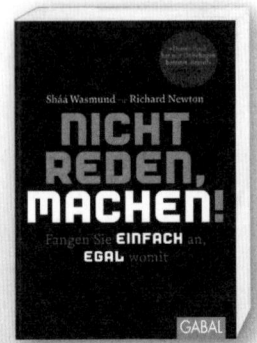

Sháá Wasmund, Richard Newt
Nicht reden, machen!
ISBN 978-3-86936-551-0
€ 22,90 (D) / € 23,60 (A)

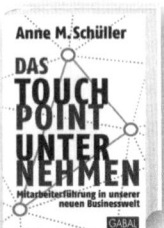

Anne M. Schüller
Das Touchpoint-Unternehmen
ISBN 978-3-86936-550-3
€ 29,90 (D) / € 30,80 (A)

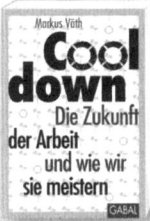

Markus Väth
Cooldown
ISBN 978-3-86936-514-5
€ 19,90 (D) / € 20,50 (A)

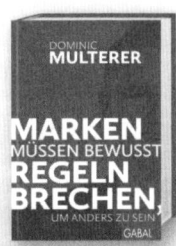

Dominic Multerer
Marken müssen bewusst Regeln brechen, um anders zu sein
ISBN 978-3-86936-512-1
€ 24,90 (D) / € 25,60 (A)

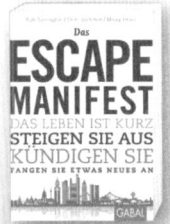

Rob Symington, Dom Jackman, Mikey Howe
Das Escape-Manifest
ISBN 978-3-86936-554-1
€ 24,90 (D) / € 25,60 (A)

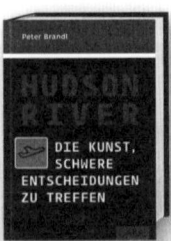

Peter Brandl
Hudson River
ISBN 978-3-86936-509-1
€ 24,90 (D) / € 25,60 (A)

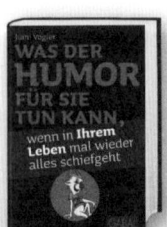

Jumi Vogler
Was der Humor für Sie tun kann, wenn in Ihrem Leben mal wieder alles schiefgeht
ISBN 978-3-86936-548-0
€ 14,90 (D) / € 15,40 (A)

Alle Titel auch als E-Book erhältlich
Weitere Informationen finden Sie unter www.gabal-verlag.de

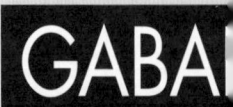